Hiller
Zöliakie

Die Autorin

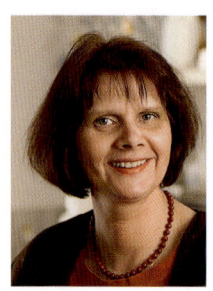

Andrea Hiller ist seit ihrer Kindheit von
Zöliakie betroffen. Nach ihrem Lebensmotto
»handeln ist besser als jammern« eignete
sie sich über viele Jahre einen enormen
Erfahrungsschatz in Sachen Zöliakie an.
Es folgte eine Ausbildung zur Diätassistentin mit Weiterbildungen zu den Themen
Nahrungsmittel-Allergien und Diätetik in der
Kinderheilkunde. Mit ihrem Wissen auch
anderen zu helfen, ist ihr ein persönliches
Anliegen. So entstanden neben diesem Ratgeber auch das Kochbuch »Köstlich essen
bei Zöliakie« und der kleine Einkaufsrat-
geber »Sicher glutenfrei einkaufen«.

Andrea Hiller

Zöliakie

Einfach auf glutenfrei umstellen

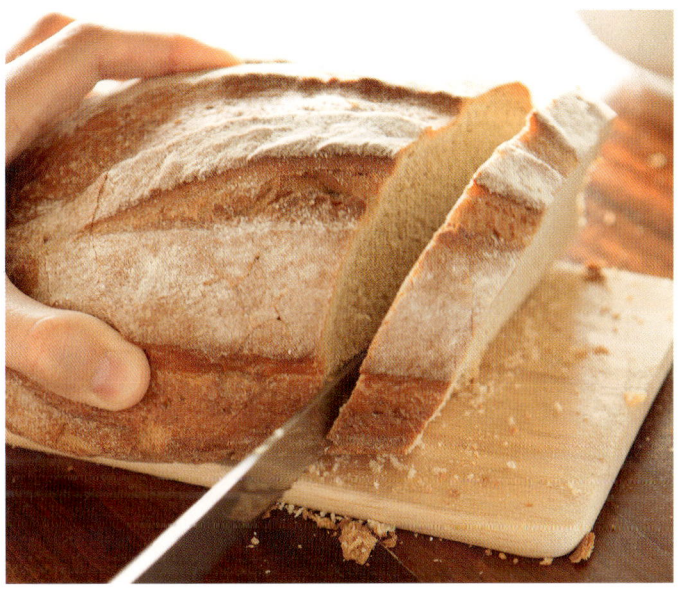

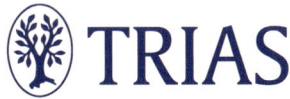

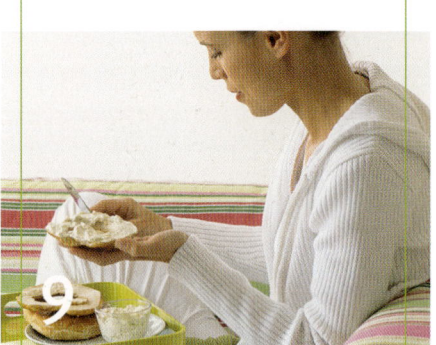

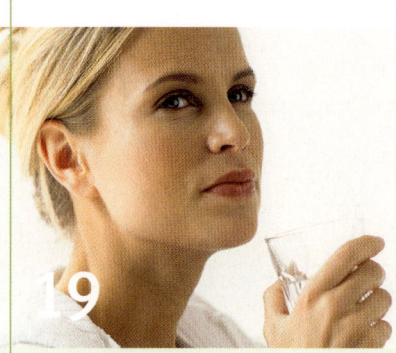

Zeichen einer Zöliakie

Neben den typischen Bauchbeschwerden zeigt sich Zöliakie beim Erwachsenen mit sehr untypischen und einzeln auftretenden Symptomen, wie z.B. Migräne, Nervosität, mit neurologischen Störungen oder depressiven Verstimmungen.

Der Weg zur Diagnose

Erste Hinweise für Zöliakie finden sich im großen Blutbild. Auffällig sind erhöhte Leberwerte, Eisenmangel, Vitamin- und Mineralstoffmangel – insbesondere Vitamin B_{12} und Folsäure.

7 **Zu diesem Buch**

9 **Wie sich eine Zöliakie zeigt**

11 **Was bei einer Zöliakie geschieht**

13 Welche Rolle die Vererbung spielt

14 **Zöliakie – das Chamäleon unter den Krankheiten**

14 Mögliche Krankheitszeichen bei Erwachsenen

16 Diagnose bei Vorschulkindern

18 Zöliakie ist nicht heilbar

19 **Die Krankheit erkennen**

21 **Welche Tests nötig sind**

21 Die richtigen Antikörper bestimmen lassen

22 Eine Biopsie liefert den Beweis

24 Glutenfrei essen – erst nach der Diagnose

27 Welche medizinischen Kontrollen sinnvoll sind

30 **Warum eine Zöliakie entsteht**

32 **Wieso manche Menschen kein Gluten vertragen**

34 Zöliakie bei Babys

34 Die Folgen einer unbehandelten Zöliakie

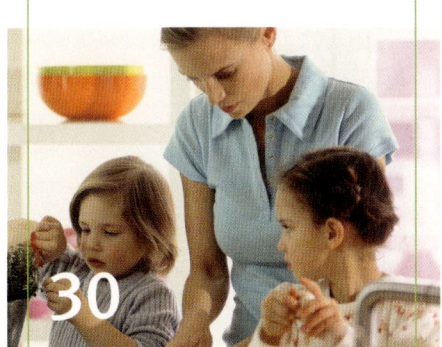

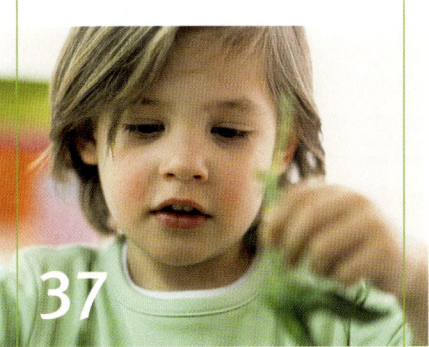

Warum vertrage ich kein Gluten?

Ob wir eine Zöliakie entwickeln, hängt von unserer genetischen Veranlagung ab und niemand hat selbst Schuld daran, wenn er erkrankt. Doch nur weil wir die Zöliakieveranlagung in uns tragen, muss die Erkrankung nicht tatsächlich ausbrechen.

Gluten aus dem Weg gehen

Nach der Diagnose muss eine konsequente Umstellung auf glutenfreie Ernährung erfolgen. Dabei ist es leider nicht damit getan, spezielle glutenfreie Lebensmittel zu verzehren. Es bedarf genauester Kenntnisse in Sachen Gluten.

37 **Glutenfreie Ernährung**

39 **Gluten unter der Lupe**

40 Welche Getreideeiweiße schädlich sind

40 Worin Gluten enthalten ist

48 **Wie Sie Gluten in Lebensmitteln finden**

48 Was die Allergen-Kennzeichnungspflicht bringt

50 Richtig einkaufen

51 Glutenfrei zusammengesetzt ist nicht »glutenfrei«

56 **Was kann ich jetzt noch essen?**

58 Glutenfreie Back- und Teigwaren

60 **Kochen und Backen**

61 Wie Sie Ihre Küche glutenfrei halten

64 **Zusätzliche Tests**

64 Was tun bei zusätzlicher Laktose-Intoleranz?

66 Was tun bei zusätzlicher Fruchtzuckermalabsorption?

67 Checkliste

69 Wenn Fettiges nicht gut vertragen wird

70 Was tun bei Vitaminmangel?

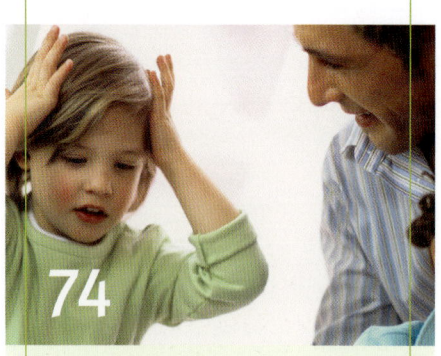

74

Der Alltag mit Zöliakie

Der Feind ist gefunden. Sie dürfen kein Gluten mehr essen. Doch welch einschneidende Veränderungen sich im Leben der Zöliakie-Betroffenen durch diese Ernährungsumstellung ergeben, ist vielen nicht bewusst.

SPECIAL

25 Weitere Tests, die hilfreich sein können

28 Fragen und Probleme auf dem Weg zur Diagnose

33 Folgende Zöliakieformen gibt es

42 Glutenfreie Mehle

45 Hafer in der glutenfreien Ernährung

46 Gluten in Lebensmitteln

57 Auf einen Blick – von Natur aus glutenfreie Nahrungsmittel

62 Soforthilfe »indoor«

68 Halte ich meine glutenfreie Ernährung richtig ein?

71 FAQs zur Therapie

94 Checkliste: Glutenfrei im Urlaub

74 **Mit Zöliakie leben**

76 **Die Diagnose verdauen**

76 Verstecken hilft nichts

77 Wie Sie mit der Belastung umgehen

80 **Mein Kind hat Zöliakie**

81 Das Umfeld informieren

83 Zöliakie in der Pubertät

85 **Wenn die Diagnose erst spät gestellt wird**

85 Späte Diagnose – verzögerte Besserung?

88 **Essen außer Haus**

89 Checkliste: Glutenfrei außer Haus

91 Was tun, wenn eine Reise bevorsteht?

93 Was tun, wenn ich ins Krankenhaus muss?

96 **Zöliakie und Kinderwunsch**

97 Hat mein Baby meine Zöliakie geerbt?

98 **Service**

103 **Erklärung der Fachwörter**

105 **Register**

Zu diesem Buch

Liebe Leserinnen, liebe Leser,

Sie halten mit dem vorliegenden Buch eine Informationsquelle und einen Ratgeber für Menschen mit Zöliakie in den Händen. Sind Sie gerade vom Arzt gekommen und haben erfahren, dass Sie zum Kreis der Betroffenen gehören? Vielleicht wurde aber auch Ihr Kind oder Enkelkind auf diese Erkrankung untersucht oder aber Sie vermuten bislang nur, dass Zöliakie die Krankheit sein könnte, die Sie betrifft. Wie auch immer – das vorliegende Buch soll Ihnen helfen,

- Aussagen Ihres Arztes besser zu verstehen,
- Signale Ihres Körpers besser zu deuten und
- die Zöliakie erst einmal zu begreifen.

Das Buch soll Ihnen die Umstellung auf die ab sofort richtige glutenfreie Ernährung erleichtern. Es ist eine erste Soforthilfe und liefert Infos für die Zeit nach der Diagnosestellung – so gelingt die Umstellung auf glutenfrei!

Ich selbst bin seit mehr als vierzig Jahren von der Zöliakie betroffen. Seit knapp dreißig Jahren berate ich andere Betroffene, wenn sie neu mit der Erkrankung konfrontiert werden. Mit diesem Buch möchte ich auch Ihre ersten, dringendsten Fragen beantworten. Zunächst ist es ein großer Schock, zu erfahren, dass nun Nahrungsmittel, die für uns alle selbstverständlich geworden sind, auf einmal schädlich sein sollen.

Bei meiner ersten Diagnosestellung 1963 gab es noch keine speziellen glutenfreien Mehlmischungen und Brote. Meine Mutter stand ganz alleine vor dem Problem, wie sie mich denn ab sofort ernähren sollte. Sie hat es mit sehr viel Kreativität und Zähigkeit geschafft, aus Maismehl und Stärke Backwaren herzustellen, die eine Unterlage für den Brotbelag darstellten (»Danke Mama!«) – zu den heutigen, nahezu perfekten Produkten natürlich kein Vergleich! Zwölf Jahre lang wurde ich auf diese Weise glutenfrei ernährt und dann hieß es: Die Zöliakie ist ausgeheilt.

Mit Heißhunger aß ich daraufhin alle möglichen glutenhaltigen Dinge –
habe also deren Geschmack kennen gelernt. Offene Symptome hatte ich
in den acht Jahren meiner Diätunterbrechung nicht. Dann, während meiner Ausbildung zur Diätassistentin die zweite Diagnose, für mich eher
unerwartet. Ich kenne also den von Ihnen empfundenen Schock! Meine
Mutter fürchtete besonders, dass ich wiederum als Versuchskaninchen
dienen sollte, wie vor vielen Jahren, als die »Coeliakie« noch als eine
sehr seltene Kinderkrankheit galt. Heute lässt es sich eigentlich ganz
gut mit der Erkrankung leben. Klar, es erfordert täglich neue Disziplin
und oft geht einem der Gedanke durch den Kopf: »Warum gerade ich«?
Dann schauen Sie sich bitte einmal bewusst um: Es gibt so viele wirklich
schlimme Krankheiten, die nur mit starken Medikamenten oder sogar
Operationen behandelt werden können – ja sogar Erkrankungen, die gar
nicht therapierbar sind.

Wir haben es bei unserer Zöliakie selbst in der Hand – wir kennen unseren Feind – wir können etwas dagegen tun! Packen Sie Ihre Chance.
Wenn Sie Ihre Erkrankung im Griff und vollständig akzeptiert haben,
sagen auch Sie sicher immer öfter: »Zöliakie – na und?«

Ihre
Andrea Hiller

Wie sich eine Zöliakie zeigt

Bauchschmerzen und Blähungen, ständig müde und antriebslos, dazu noch der Gewichtsverlust, obwohl Sie genug essen – diese und weitere im Kapitel beschriebene Zeichen können auf eine Zöliakie hinweisen, das heißt: Sie vertragen das in Getreide enthaltene Gluten nicht.

Die wichtigsten Fakten im Überblick

Zöliakie ist eine Autoimmunerkrankung mit Allergiekomponente – die Hauptreaktionen finden im Dünndarm statt. Auslöser für Zöliakie ist Gluten – ein Eiweißbestandteil von Getreide –, das nach dem Verzehr die Bildung von spezifischen Autoimmun-Antikörpern anregt. Die sogenannten Darmzotten werden durch Autoimmunantikörper zerstört und das Resorptionsvermögen der Schleimhaut wird dadurch stark eingeschränkt. Folge: Nährstoffmangel.

Neben den typischen Bauchbeschwerden zeigt sich die Zöliakie beim Erwachsenen mit sehr untypischen und einzeln auftretenden Symptomen, wie z. B. Migräne, Nervosität, mit neurologischen Störungen oder depressiven Verstimmungen.

Bei Kindern wird Zöliakie immer häufiger spät diagnostiziert

Da viele Kinder heutzutage lange gestillt und allergenarm ernährt werden, äußern sich die Symptome bei verspäteter Gabe von Getreide in der Ernährung nicht mehr so deutlich. Immer öfter wird die Zöliakie erst im Vorschul- oder frühen Schulalter festgestellt.

In der medizinischen Fachliteratur finden sich auch Hinweise auf vorübergehende Formen der Glutenunverträglichkeit (die sogenannte transiente Zöliakie). Meistens handelt es sich um Betroffene, die vor dem zweiten Lebensjahr, also sehr früh diagnostiziert wurden – diese Form wird bei ca. 10 % der Betroffenen beobachtet und auch hier werden regelmäßige Nachkontrollen der Antikörper und der Schleimhaut über lange Zeit dringend empfohlen.

Zöliakie ist nicht heilbar

Weder eine Vollwertkost noch die sogenannte Bioresonanztherapie sind zur Behandlung oder Heilung der Zöliakie wirksam.

Die einzig sinnvolle Maßnahme: herkömmliches Getreide muss nach der Diagnose dauerhaft komplett aus dem Speiseplan gestrichen werden. Die Zotten der Darmschleimhaut bilden sich bei korrekt durchgeführter glutenfreier Ernährung neu und können dann ihre normale Funktion wieder aufnehmen.

Bei rechtzeitiger Diagnose und sauber durchgeführter Ernährungs-Umstellung sind keine Langzeitfolgen zu erwarten. Wird die glutenfreie Ernährung nicht durchgehalten, bestehen Risiken auf gesundheitliche Spätfolgen.

Was bei einer Zöliakie geschieht

Zöliakie ist eine Erkrankung, die primär unsere Verdauungsorgane betrifft: Unser Körper kann das Getreideeiweiß Gluten nicht vertragen, das in Weizen, Dinkel, Roggen, Gerste und Hafer vorkommt. Die Erkrankung spielt sich hauptsächlich im Dünndarm ab. Dieser ist mit 5–6 m Länge der längste Abschnitt unseres Verdauungssystems.

Eine der Hauptaufgaben des Dünndarms besteht darin, die zu kleinsten Bausteinen verdauten Nährstoffe über die Dünndarmschleimhaut ins Blut zu schleusen. Diesen Vorgang nennt man Resorption. Der Dünndarm hat zur Erfüllung dieser Aufgabe einen ganz eigenen Aufbau. Die Darmwand ist in Falten gelegt und die Schleimhaut mit fingerförmigen Ausstülpungen (den Darmzotten) versehen. Auf diesen Ausstülpungen sitzt wiederum ein Bürstensaum, in dem wichtige Enzyme zur Verdauung gebildet werden. Dieser spezielle Aufbau gewährleistet eine Oberflächenvergrößerung des Darmes etwa auf die Größe eines Tennisfeldes. Eine so große Fläche wird benötigt, um alle Nährstoffe der Nahrung vom Darm ins Blut zu befördern.

Nimmt nun ein Mensch mit Zöliakie das für ihn schädliche Getreideeiweiß mit der Nahrung auf, wird der typische Aufbau der Dünndarmschleimhaut zerstört. Folgende Veränderungen treten auf:
- Die Zotten flachen ab bis zum völligen Fehlen, das nennt man Zottenatrophie.
- Es entstehen Entzündungen in der Schleimhaut.
- Die Zwischenräume der Zotten, die sogenannten Krypten, vertiefen sich.

Die so veränderte Schleimhaut kann nicht mehr ausreichend Verdauungsenzyme bilden um die Nährstoffe rasch genug aufzunehmen. Als Folge entstehen Nährstoff-, Vitamin- und Mineralstoffmängel. Die entzündete, gereizte Darmschleimhaut führt zu weiteren Beschwerden.

WISSEN

Zöliakie ist eine Autoimmunerkrankung

Die Zöliakie ist keine klassische Nahrungsmittelallergie, jedoch ist das Immunsystem an der Reaktion beteiligt. Es werden sowohl Antikörper gegen Gluten gebildet als auch Antikörper gegen eigenes Gewebe, welche letztlich zum Zottenschwund führen. Daher wird die Zöliakie zu den Autoimmunerkrankungen gezählt.

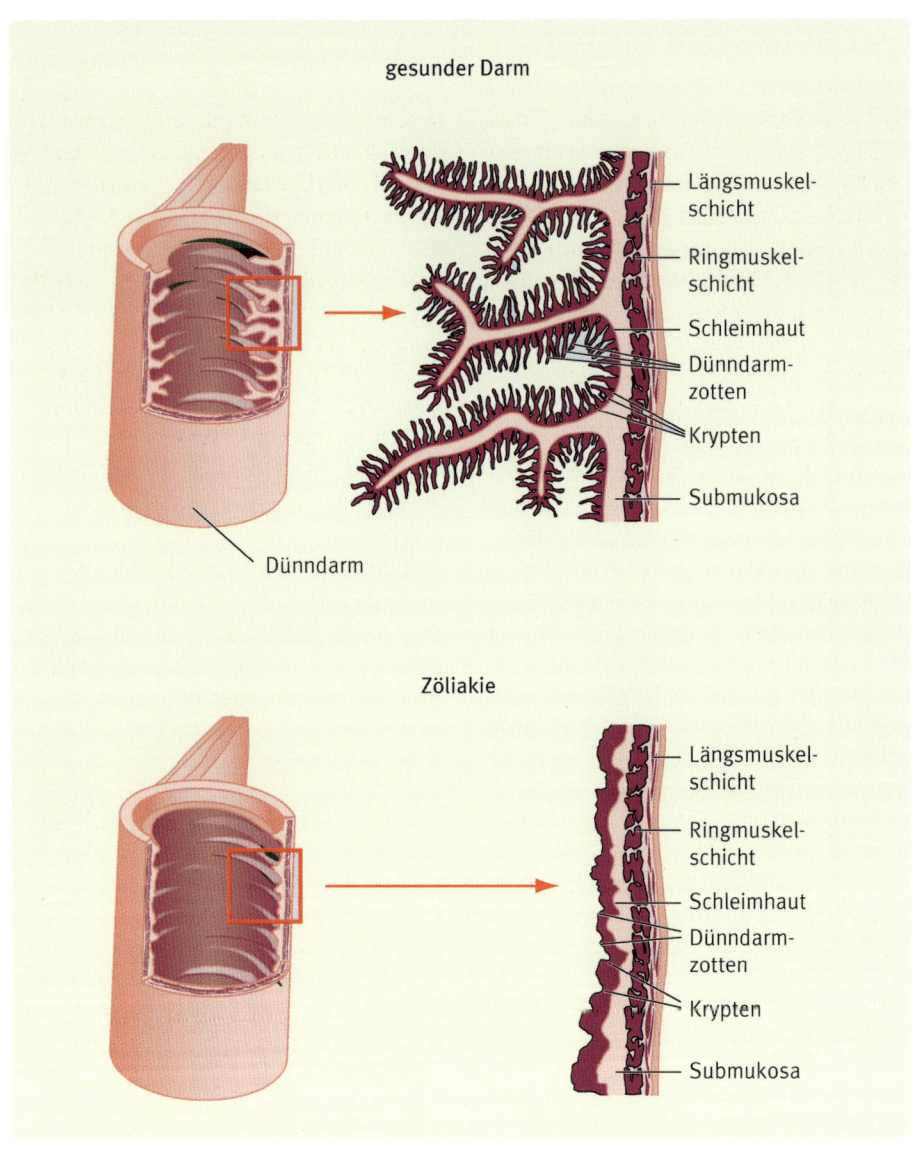

gesunder Darm

Längsmuskel-
schicht

Ringmuskel-
schicht

Schleimhaut

Dünndarm-
zotten

Krypten

Submukosa

Dünndarm

Zöliakie

Längsmuskel-
schicht

Ringmuskel-
schicht

Schleimhaut

Dünndarm-
zotten

Krypten

Submukosa

▲ Die Oberfläche des gesunden Dünndarms ist durch zahlreiche Auffaltungen stark
vergrößert. Im kranken Dünndarm sind die Zotten abgeflacht und die Schleimhaut
entzündet. Ein Nährstoffmangel und zahlreiche Beschwerden sind die Folge.

Welche Rolle die Vererbung spielt

Die Zöliakie tritt familiengehäuft auf, das heißt, in bestimmten Familien sind mehrere Menschen davon betroffen. Diese familiäre Häufung deutet schon darauf hin, dass die Erkrankung genetisch mitbedingt ist, also unsere Erbanlagen bestimmen, ob bei uns die Erkrankung auftreten kann oder nicht. Jeder Mensch, bei dem Zöliakie auftritt, hat eine bestimmte genetische Veranlagung (Gen-Typus HLA DQ2 oder HLA DQ8). Insgesamt beträgt der Anteil der europäischen Bevölkerung mit diesem Gen-Typus 30 %. Aber nicht bei jedem Menschen mit dieser Veranlagung muss eine Zöliakie auch tatsächlich in Erscheinung treten. Derzeit schätzt man die Zahl der Betroffenen in Europa auf 0,5–1 %. Oft werden in der direkten Verwandtschaft von Zöliakie-Betroffenen und auch bei den Betroffenen selbst andere Autoimmunerkrankungen (Autoimmun-Thyreoditis, Diabetes Typ 1) gehäuft festgestellt. Und: Die Glutenunverträglichkeit kann in jedem Alter erstmalig auftreten – ab diesem Zeitpunkt bleibt die Zöliakie bestehen.

Zöliakie – das Chamäleon unter den Krankheiten

Das Getreideeiweiß Gluten schädigt die Dünndarmschleimhaut, aber die Erkrankung kann sich über die unterschiedlichsten Beschwerden äußern. Auch macht sich die Zöliakie, wenn sie bereits beim Kind aktiv wird, oft anders bemerkbar als beim Erwachsenen. Erste Anzeichen bei Kindern treten häufig schon bei der Umstellung von Milchnahrung auf getreidehaltiges Essen auf und zeigen sich dann sehr typisch durch heftige Durchfälle und Gedeihstörungen.

Zeigt sich die Krankheit beim Erwachsenen, sind die Symptome meist nicht so deutlich. Oft werden zunächst Knochenschmerzen bemerkt, Krämpfe (Tetanien) kommen vor allem nachts dazu. Eventuell wird ein Kalziummangel diagnostiziert. Manchmal fallen die Betroffenen durch eine geringe Körpergröße im Familienvergleich auf. Erst verzögert zeigen sich Symptome im Bauch. Durchfall kann sich mit Verstopfung abwechseln, der Stuhlgang kann fest oder flüssig sein. Erst langsam sieht man die Zeichen mangelnder Vitamin- und Nährstoffversorgung, Gewichtsabnahme ist möglich, muss aber nicht auftreten. So dauert es auch heute noch mehrere Jahre, bis eine Zöliakie beim Erwachsenen festgestellt wird. Aufgrund der unterschiedlichen Anzeichen wird die erst beim Erwachsenen diagnostizierte Zöliakie auch »einheimische Sprue« genannt.

Mögliche Krankheitszeichen bei Erwachsenen

Manchmal zeigt sich die Zöliakie beim Erwachsenen mit sehr untypischen und einzeln auftretenden Symptomen, wie z. B. Migräne, Nervosität, neurologische Störungen, depressive Verstimmungen. Häufig findet man lange Zeiten mit unerfülltem Kinderwunsch oder/und gehäuft auftretende Fehlgeburten in der Krankengeschichte. Die Zöliakie galt lange als Kinderkrankheit, die während der Pubertät ausheilt. Dieses Wissen ist heute klar widerlegt, aber es gibt immer wieder Betroffene, die berichten, »früher einmal Zöliakie gehabt zu haben«. Blut- und Schleimbeimengungen im Stuhl sind nicht typisch für die Zöliakie und weisen auf andere Darmerkrankungen hin. Folgende Symptome können auf eine Zöliakie hindeuten:

- Sie haben immer wieder Bauchbeschwerden, wie Blähungen, Bauchschmerzen, Übelkeit, Völlegefühl.
- Bei Ihnen wurde oder wird häufiger eine Gastritis (Magen-Schleimhaut-Entzündung) diagnostiziert.
- Sie leiden unter Durchfall, manchmal abwechselnd mit Verstopfungsphasen.
- Der Stuhlgang ist fettig und lässt sich nur schwer abspülen.
- Sie fühlen sich abgeschlagen, müde und antriebslos, obwohl Sie ausreichend schlafen und essen.
- Sie haben tiefe, dunkle Augenringe.
- In Ihrem Blutbild wird ein Eisenmangel festgestellt.
- Im Mund bilden sich immer wieder Schleimhautbläschen und schmerzende offene Stellen (Aphten).

- Bei Ihnen wird eine Milchzuckerunverträglichkeit (Laktose-Intoleranz) festgestellt, obgleich Milch Ihnen vorher keine Probleme machte.
- Sie verlieren in kurzer Zeit viel Gewicht, obwohl Sie nicht weniger essen als zuvor.
- Sie leiden unter Knochen- und Gelenkschmerzen und/oder Osteoporose.
- Bei Ihnen treten häufig langwierige Infekte auf.
- Sie bleiben ungewollt kinderlos (Zyklusunregelmäßigkeiten, wiederholte Fehlgeburten) und andere Ursachen wurden bereits ausgeschlossen.

▼ **Immer häufiger wird die Zöliakie erst im Vorschul- oder frühen Schulalter festgestellt.**

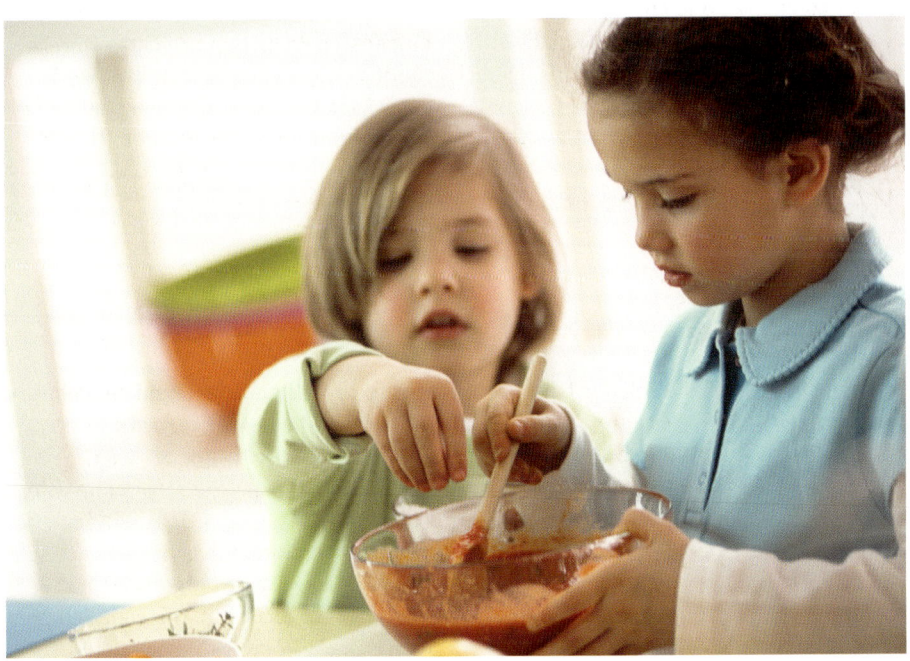

Petra W.

》 Ich fühle mich oft müde und antriebslos

Ich war schon früher immer ein schmächtiges Kind. Jeder versuchte mich irgendwie aufzupäppeln. Meist fehlte mir der richtige Appetit und ich kann mich auch erinnern, dass ich häufig starke krampfartige Bauchschmerzen hatte. Meine erste Periode bekam ich sehr spät und auch in der Folge nur sehr unregelmäßig. Immer um diesen Zeitraum ging es mir tagelang sehr schlecht. In den letzten Jahren bekam ich regelmäßig mit der Menstruation auch Durchfall. Leider haben mein Mann und ich keine Kinder. Wir wollten uns die notwendige Zeit lassen, und dann wurde ich durch den sehr frühen Eintritt der Wechseljahre mit 41 Jahren überrascht. Naja, es hat nicht sollen sein. Mit den Wechseljahren kamen dann auch rasch die Knochenschmerzen. Es tat einfach weh, ganz ohne Grund. Ich fühlte mich oft müde und antriebslos, hatte so gar keine Kraft mehr. Mein Hausarzt stellte einen Eisenmangel fest und verschrieb Eisenpräparate, die ich leider sehr schlecht vertrug. Es wurde mir davon übel und ich konnte nicht mehr regelmäßig zur Toilette.

> In den letzten Jahren vertrage ich immer weniger und vieles macht mir Bauchweh. Auch bin ich oft gebläht und teilweise kann ich über Tage nicht auf die Toilette.

Wenn es dann aber sein muss, muss es ganz schnell gehen und ich habe das Gefühl, ich werde gar nicht mehr fertig. Manchmal habe ich auch richtige Durchfallschübe. Irgendwie ist mein Bauch gründlich durcheinander. Ich war bei vielen Ärzten und auch schon bei der Heilpraktikerin. Ich habe bereits mehrere Magenspiegelungen und Darmspiegelungen hinter mir. Aber erst jetzt hat ein Arzt etwas von der Zöliakie gesagt. Die richtigen Untersuchungen sind gemacht und es scheint diese Erkrankung zu sein. Ich habe vorher noch nie etwas davon gehört.«

Diagnose bei Vorschulkindern

Treten die Beschwerden klassisch und typisch gleich beim Kleinkind auf, wird der Kinderarzt sehr rasch auf eine Zöliakie tippen. Immer häufiger wird die Krankheit jedoch erst spät diagnostiziert. Die Kinder werden lange gestillt und allergenarm ernährt. Die Symptome äußern sich bei verspäteter Gabe von Getreide in der Ernährung nicht mehr so deutlich. Doch immer öfter wird die Zöliakie erst im Vorschul- oder frühen Schulalter festgestellt. Es gibt typische Zeichen, die auf eine Zöliakie beim Kind hindeuten. Mehrere Zöliakie-Symptome können gleichzeitig auftreten, oder es werden nur einzelne Krankheitszeichen bemerkt.

- Ihr Kind wächst nicht mehr oder ist im Verhältnis zu Altersgenossen zu klein.
- Ihr Kind verliert Gewicht oder nimmt nicht weiter zu, obgleich es ausreichend isst.
- Ihr Kind klagt immer wieder über Bauchschmerzen bzw. Ihr Baby schreit viel und hat auch im zweiten Lebenshalbjahr häufig Blähungen.
- Ihr Kind ist auffällig blass und müde.
- Ihr Kind hat sehr häufig Stuhlgang in der Windel, der massig, fettig oder gärig wirkt und meist sehr hell gefärbt ist.
- Der Bauch Ihres Kindes wirkt aufgetrieben, die Arme und Beine dagegen sehr mager.
- Die Muskulatur ist auffällig schwach entwickelt.
- Es treten Entzündungen der Mundschleimhaut auf.
- Ihr Kind ist oft ohne Grund missmutig.
- Es liegt eine erhöhte Infekt-Anfälligkeit vor (Achtung: im Kindergarten-Alter sind bis zu 12 Infekte pro Jahr normal).
- Eher selten sind Erbrechen oder Verstopfung.

Eva S.

❯❯ Aus meinem zufriedenen Baby wurde ein quengeliges Schreikind

Felix war bei der Geburt ein großer, kräftiger Junge. Ich habe mich sehr gefreut, dass ich ihn lange komplett stillen konnte. Er nahm gut an Größe und Gewicht zu. Als er dann ein halbes Jahr alt war, fing ich an, ihm Brei zu füttern. Zunächst Gemüsebrei, aber hungrig wie er immer war dann auch rasch Milchbrei mit Grieß und Keksbreie. Irgendwie fing es dann an, dass er immer öfter ausdauernd schrie, als habe er Schmerzen – oder Hunger. Er konnte ja nicht sagen, was ihm fehlte. Er aß viel, schrie viel und die Windeln waren immer randvoll. Es roch auch sehr unangenehm – aber ich dachte, das läge daran, was er jetzt alles isst. Trotzdem hatte er bei der nächsten Untersuchung gar nicht zugenommen.

Der Kinderarzt vermutete zunächst einen Infekt oder dass seine Beschwerden eine Nebenwirkung vom Zahnen seien.

Doch es gab kein Ende – aus meinem zufriedenen Felix-Baby wurde ein quengeliges, missmutiges Schreikind. Mir ist sein aufgeblähtes Bäuchlein immer mehr aufgefallen. Bei der nächsten Untersuchung beim Kinderarzt war er dann aus den normalen Gewichts- und Wachstumstabellen herausgefallen. Jetzt handelte mein Kinderarzt sehr rasch und wir wurden mit dem Verdacht auf Zöliakie zu weiteren Untersuchungen in die Kinderklinik überwiesen.«

Zöliakie ist nicht heilbar

Zöliakie lässt sich nicht heilen, in dem Sinne, dass Sie nach einiger Zeit wieder alles essen dürfen. Sie müssen sich lebenslang glutenfrei ernähren. Halten Sie die Diät irgendwann nicht mehr ein, kommt es unweigerlich wieder zur Schleimhautschädigung und nachfolgend zu den oben beschriebenen Beschwerden. Manche Betroffene können die Diagnose nicht gut akzeptieren und finden auf dem großen Markt der Außenseitermedizin immer wieder Angebote von Methoden, die eine bestehende Zöliakie heilen sollen. Beispielsweise wird in den Schriften von Dr. Bruker versprochen, dass eine nach seinen Richtlinien eingehaltene Vollwertkost die Zöliakie verschwinden lässt. Auch die sogenannte Bioresonanztherapie verspricht eine »Löschung« der Unverträglichkeit von Getreide und Gluten (auffällig: beides wird in getrennten Sitzungen »gelöscht«). Es finden sich immer wieder neue Strohhalme, die in den meisten Fällen sehr teuer für die Betroffenen sind und bei genauer Überprüfung keine Erfolge erzielen. Oft glauben die so behandelten Menschen an einen Erfolg, da sich die Zöliakie auch bei glutenhaltiger Ernährung nicht immer gleich mit Symptomen meldet. Kontrolluntersuchungen auf Antikörper und den Zustand der Dünndarmschleimhaut bleiben meist so lange aus, bis erneut Beschwerden auftreten und der Betroffene seinen Darm schon wieder deutlich geschädigt hat. Auch das Immunsystem hat den Feind längst erkannt und bildet schleimhautschädliche Antikörper.

praxis

Wurde die Erkrankung bei Ihnen erst einmal sicher erkannt und Sie ernähren sich glutenfrei, baut sich Ihre Darmschleimhaut wieder auf und Ihre Beschwerden verschwinden nach und nach vollständig, auch wenn die Diagnose erst sehr spät gestellt wurde. Der Zeitraum bis zur Besserung ist individuell sehr unterschiedlich.

Vorübergehende Formen der Glutenunverträglichkeit

Auch in der medizinischen Fachliteratur finden sich Hinweise auf vorübergehende Formen der Glutenunverträglichkeit (die sogenannte transiente Zöliakie). Meistens handelt es sich um Betroffene, die vor dem zweiten Lebensjahr, also sehr früh diagnostiziert wurden – diese Form wird bei ca. 10 % der Betroffenen beobachtet und auch hier werden regelmäßige Nachkontrollen der Antikörper und der Schleimhaut über lange Zeit dringend empfohlen.

Akute Schübe gibt es bei der Zöliakie hingegen nur, solange sie nicht diagnostiziert und behandelt wird. Immer wiederkehrende Schübe wie bei anderen chronisch entzündlichen Darmerkrankungen sind bei der behandelten Zöliakie nicht typisch und weisen auf eine ungenügende Diät, weitere Unverträglichkeiten oder eine falsche Diagnose hin.

Die Krankheit erkennen

Wenn Sie aufgrund typischer Beschwerden vermuten, dass Sie Zöliakie haben, sollten Sie beim Arzt einen Bluttest und nachfolgend eine Biopsie durchführen lassen. Wie das funktioniert und warum die richtige Diagnose so wichtig ist, erfahren Sie hier.

Die wichtigsten Fakten im Überblick

Erste Hinweise auf eine Zöliakie können Auffälligkeiten im Blutbild oder im Stuhl sein. Eisenmangel oder Fett im Stuhl sind jedoch nicht nur Anzeichen für eine Zöliakie, sondern können auch auf andere Erkrankungen hindeuten. Erst spezielle Untersuchungen führen zu den gesicherten Ergebnissen.

Bevor Sie Ihre Ernährung umstellen, sollte die Zöliakie sicher nachgewiesen sein. Zum sicheren Nachweis zählen:

- die Symptome/Krankheitsgeschichte
- die zöliakietypischen Antikörper im Blut: spezieller Antikörper-Nachweis von Gesamt-IgA, IgA TTG oder IgA EMA und zur Kontrolle IgA Gliadin und IgG Gliadin
- die Biopsie: 4–5 Proben werden an unterschiedlichen Stellen der Dünndarmschleimhaut entnommen, dann folgt eine Auswertung nach Marsh-Kriterien
- das Ansprechen auf die glutenfreie Ernährung.

Bessern sich Ihre Symptome nach korrekter Ernährungsumstellung nicht, sollten Sie untersuchen lassen, ob bei Ihnen zusätzliche Unverträglichkeiten (Laktose, Fruchtzucker) bestehen. Achtung: Akute Krankheitsschübe sind für die Zöliakie nicht typisch!

Zusätzlich liefert ein großes Blutbild mögliche Auffälligkeiten: erhöhte Leberwerte, Eisenmangel (Speichereisen = Ferritin), Vitamin- und Mineralstoffmangel (insbesondere Vitamin B_{12} und Folsäure), soweit über das Blutbild feststellbar.

Wenn die Diagnose komplett ist

Wenn die Diagnose komplett ist, stellen Sie auf glutenfreie Ernährung um. Ihre Beschwerden bessern sich oder verschwinden ganz – dies kann unter Umständen bis zu einem Jahr dauern. Achtung: Nicht auf Verdacht die Ernährung umstellen! Falls Sie sich doch schon glutenfrei ernähren, lesen Sie auf S. 24 nach, wie Sie vorgehen. Ggf. ist eine sogenannte Glutenbelastung vonnöten.

Ist die Diagnose Zöliakie gesichert, stellen Sie sofort Ihre Ernährung um und setzen Sie sich mit der Deutschen Zöliakie-Gesellschaft e.V. (DZG) in Verbindung (www.dzg-online.de). Ihnen stehen nach erfolgter Diagnose-Stellung spezielle Ernährungsberatungen bei einer Diätassistentin zu. Fordern Sie von Ihrem Arzt ein entsprechendes Attest an – und suchen Sie eine Fachkraft in Wohnortnähe mithilfe der DZG oder über Ihre Krankenkasse.

Welche Tests nötig sind

Finden Sie sich in der Beschreibung der Symptome aus dem vorhergehenden Kapitel wieder, gilt es, die Zöliakie sicher zu beweisen oder aber auch auszuschließen. Falls Sie also vermuten, dass Sie unter Zöliakie leiden könnten, sollten Sie einen Arzt aufsuchen, denn nur dieser kann mit geeigneten Untersuchungsmethoden eine sichere Diagnose stellen.

Wenn Ihr Hausarzt in Sachen Zöliakie nicht so erfahren ist, hilft es, sich zu einem Gastroenterologen (Spezialist für Magen-Darm-Erkrankungen) überweisen zu lassen. Empfehlungen kann auch die DZG (Deutsche Zöliakie Gesellschaft, www.dzg-online.de) oder Ihre Krankenkasse geben. Erste Hinweise können Auffälligkeiten im Blutbild oder im Stuhl geben. Eisenmangel oder Fett im Stuhl sind jedoch nicht nur Anzeichen für eine Zöliakie, sondern können auch auf andere Erkrankungen hindeuten. Erst spezielle Untersuchungen führen zu den gesicherten Ergebnissen. Neben Menschen mit typischen Krankheitszeichen sollten Kinder mit Diabetes mellitus Typ 1, Morbus-Duhring-Patienten, Verwandte 1. und 2. Grades von Zöliakie-Betroffenen, Menschen mit anderen Autoimmunerkrankungen, insbesondere der Schilddrüse sowie Morbus-Down-Kinder auf eine eventuelle Zöliakie untersucht werden.

Die richtigen Antikörper bestimmen lassen

Erste bestätigende Hinweise für Zöliakie finden sich im großen Blutbild. Auffällig sind erhöhte Leberwerte, Eisenmangel (Speichereisen = Ferritin), Vitamin- und Mineralstoffmangel (insbesondere Vitamin B_{12} und Folsäure), soweit über das Blutbild feststellbar.

IgA-Bestimmung. Bei einer Zöliakie bildet der Körper betroffener Menschen Antikörper gegen das Getreideeiweiß **und** gegen körpereigene Zellen. Diese für die Zöliakie typischen Antikörper lassen sich im Blut nachweisen. Diese Antikörper zählen zu den Immunglobulinen der Klasse A (IgA). Daher sollte als Grundlage bei der Blutuntersuchung auf jeden Fall das Gesamt-IgA bestimmt werden. Als sehr spezifisch und genau gelten die Antikörper IgA gegen Gliadin, Gewebs-Transglutaminase-IgA (TTG) sowie Endomysium-IgA (EMA). Achtung: Manchmal werden gar keine IgA gebildet!

IgG-Bestimmung. Einige Zöliakie-Betroffene können jedoch keine IgA bilden. In diesem Fall kann auch der Zöliakienachweis nicht über IgA-Antikörper gestützt werden. Diagnose-hinweisend ist in diesem Fall die Bestimmung von Anti-Gliadin-**IgG** sowie Transglutaminase-**IgG**. Der Arzt muss die Blutprobe für den Nachweis der zöliakiespezifischen Antikörper an ein geeignetes Labor schicken und speziell diese Antikörper-Bestimmungen anfordern. Nur dann werden auch die richtigen Werte im Blutserum untersucht.

Vorsicht bei Selbst-Tests

Es gibt mittlerweile Blut-Tests für zu Hause. Diese sind ähnlich aufgebaut wie ein Blutzucker-Test zum Nachweis von Diabetes mellitus und weisen IgA-Antikörper nach. Der Test zur Einmal-Anwendung ist teuer und muss für ein korrektes Ergebnis auch richtig durchgeführt werden. Der Nachweis der Antikörper ist aber für sich alleine noch keine Diagnose – der Weg zum Arzt bleibt Ihnen trotzdem nicht erspart. Nicht selten werden IgA-Antikörper gar nicht gebildet und der Test kann somit trotz korrekter Durchführung falsch negativ ausfallen. Gehen Sie lieber gleich den richtigen Weg zur Diagnose mit einem Arzt Ihres Vertrauens.

Achtung: Immunglobuline der Klasse E (IgE), wie sie zum Nachweis einer Sensibilisierung für bestimmte Nahrungsmittel-Allergien getestet werden sowie IgG4-Testungen, die zum Aufspüren von Nahrungsmittelunverträglichkeiten angeboten werden, sind für den Nachweis einer Zöliakie nicht aussagefähig! Ebenso unzuverlässig ist die Bestimmung der Antikörper im Stuhl.

Eine Biopsie liefert den Beweis

Hat die Blutuntersuchung bei Ihnen für die Zöliakie typische Antikörper nachgewiesen, sollten Sie eine Dünndarmschleimhaut-Biopsie durchführen lassen. Erst diese Untersuchung bringt Ihnen die endgültige Gewissheit, dass Sie tatsächlich an Zöliakie leiden. Bei der Biopsie muss der Arzt kleine Stückchen von der Schleimhautoberfläche aus dem oberen Dünndarm entnehmen. Dies geschieht über eine erweiterte Magenspiegelung, nicht rektal. Am sichersten ist die Entnahme von 4–5 Gewebestückchen an unterschiedlichen Regionen des Dünndarmes.

Zustand der Dünndarmschleimhaut nach den sogenannten Marsh-Kriterien

Marsh-Typ	Zustand der Dünndarmschleimhaut
Marsh-Typ 0	Die Schleimhaut sieht äußerlich ganz normal und unauffällig aus. Die Zotten sind nicht verkleinert oder abgeflacht. Im Gewebe lassen sich aber in geringer Menge bestimmte Blutzellen nachweisen, die typisch sind, wenn anhaltende Entzündungen vorliegen – sogenannte intraepitheliale Lymphozyten. Dieses Bild findet man häufig bei einer Kontrollbiopsie, wenn Betroffene bereits eine Zeit lang glutenfrei gegessen haben.
Marsh-Typ I	Hier finden sich verstärkt intraepitheliale Lymphozyten und weisen auf eine bestehende anhaltende Entzündungsreaktion hin. Der Mediziner zählt mehr als 40 dieser Zellen auf 100 ausgezählte Schleimhautzellen. Sonst ist das äußerliche Bild der Schleimhaut unauffällig.
Marsh-Typ II	Dieses Schleimhautbild wird auch hyperplastischer Typ genannt. Es finden sich vermehrt Lymphozyten sowie eine Verlängerung und Vertiefung der Krypten. Ab diesem Marsh-Typ spricht der Mediziner von einem Zöliakienachweis.
Marsh-Typ III	Dieses Schleimhautbild wird auch als destruktive Läsion bezeichnet. Neben den bereits beschriebenen Veränderung in Typ II kann man auch verdickte (plumpe) verkürzte Zotten erkennen. Je nach Grad der Schleimhautveränderung wird der Typ III in a bis c unterteilt.
Marsh-Typ IV	Dieses Schleimhautbild wird als hypoplastischer Typ bezeichnet. Hier sind die Zotten völlig abgeflacht, es gibt auch keine Verlängerung der Krypten mehr. Die totale Zottenatrophie ist die stärkste Stufe des Zöliakienachweises. Trotzdem muss auch hier der Pathologe das Gewebe ganz genau untersuchen, um andere Erkrankungen, die eventuell auch eine Zottenatrophie verursachen können, auszuschließen.

Sie schlucken einen dünnen Schlauch – ähnlich wie bei einer Magenspiegelung –, der dann in den Dünndarm weitergeschoben wird. Mithilfe einer kleinen Zange oder einer Biopsiekapsel entnimmt der Arzt mehrere kleine Proben am Anfang des Dünndarmes. Diese Untersuchung ist zwar nicht besonders angenehm, aber auch nicht gefährlich.

Die meisten Patienten benötigen nur ein leichtes Beruhigungsmittel. Der Rachen wird mit einem Spray betäubt. In der Regel wird keine Narkose benötigt. Ein längerer Krankenhaus-Aufenthalt ist meist nicht erforderlich, kleine Kinder werden zur Beobachtung eventueller Nachblutungen jedoch meistens eine Nacht in der Klinik beaufsichtigt.

Der Arzt schickt die entnommenen Gewebeproben zur elektronenmikroskopischen Untersuchung. Die verschiedenen Auswertungsstadien der Schleimhaut geben klare Hinweise auf das Vorliegen einer Zöliakie. Sehr selten ist die Schleimhaut bei einer unbehandelten Zöliakie völlig unauffällig.

Glutenfrei essen – erst nach der Diagnose

Einige Betroffene scheuen diese Untersuchungen. Sie haben Angst davor, »den Schlauch zu schlucken« und belassen es bei Blutuntersuchungen und Beobachtungen, wie der Körper auf die glutenfreie Ernährung reagiert. Dieses Vorgehen ist zwar zunächst verständlich, aber: Um die Zöliakie als bleibende Erkrankung akzeptieren zu können und die Ernährung mit allen Konsequenzen auf glutenfrei umzustellen, soll die Diagnose so eindeutig wie möglich gestellt sein! Verzichtbar kann eine Biopsie sein, wenn die typischen IgA-Antikörper gegen Endomysium mindestens 10-fach erhöht sind und eine genetische Disposition nachgewiesen wurde.

praxis

Eine glutenfreie Ernährung auf Verdacht ist keine gute Empfehlung. Wenn Sie bereits mit der glutenfreien Ernährung begonnen haben, ist es schwierig, eine klare Diagnose zu stellen: Der Schleimhautzustand bessert sich sehr rasch, die Antikörper im Blut sinken ab. Um jetzt einen Zöliakieverdacht zu bestätigen, müssen Sie eine sogenannte Glutenbelastung durchführen. Klären Sie das am besten mit Ihrem Arzt ab.

Wann eine Glutenbelastung erforderlich ist

Eine sogenannte Glutenbelastung steht dann an, wenn die Diagnose von Anfang an nicht korrekt gestellt wurde, eine Diät auf Probe eingehalten wurde oder bei eigenen Zweifeln an der Richtigkeit der Diagnose. Eine vorübergehende Glutenunverträglichkeit tritt meist nur bei Kindern unter zwei Jahren auf. Bei Jugendlichen, die auf Diätfehler nicht typisch reagieren, kommt es häufig zu der Frage, ob die Zöliakie nicht doch ausgeheilt sei.

Vor der Durchführung einer Glutenbelastung wird erst einmal ein Antikörper-Test durchgeführt. Dann ist eine Biopsie erforderlich. Die Dünndarmschleimhaut sollte nach längerer Zeit der glutenfreien Ernährung optisch und auch funktionell ohne Schäden sein. Daraufhin wird die Belastung über mehrere Wochen unter ärztlicher Kontrolle durchgeführt. Es gibt verschiedene Möglichkeiten der Glutenzufuhr: entweder ein Umsteigen auf Normalkost oder die Einnahme abgewogener Glutenmengen. Gluten gibt es als Pulver unter dem Namen Glidine oder »Gluten pur« zu kaufen. Das Produkt ist relativ geschmacklos und kann unter Speisen und

Weitere Tests, die hilfreich sein können

Falls Sie bereits seit längerer Zeit Beschwerden haben, könnten bei Ihnen eine der folgenden Untersuchungen hilfreich sein.

Fettgehalt im Stuhl bestimmen

Wird das Nahrungsfett von der geschädigten Schleimhaut nicht ausreichend aufgenommen, ist es im Stuhl nachweisbar (Steatorrhoe). Wenn das bei Ihnen der Fall ist, werden auch die fettlöslichen Vitamine A, D, E und K nicht ausreichend aufgenommen. Vorübergehend sollten Sie dann zusätzlich zur glutenfreien Ernährung eine spezielle Fettart, die MCT-Fette, essen. Diese kann der Körper rasch und ohne vorher zu spalten resorbieren. So werden Sie ausreichend mit fettlöslichen Vitaminen versorgt und können auch die Energie aus dem Fett aufnehmen.

Der Laktose-Toleranztest

Ist die Darmschleimhaut entzündet und die Zotten abgeflacht, werden auch einige Verdauungsenzyme nicht mehr in ausreichender Menge gebildet. Auch ein Enzym, welches den Milchzucker spaltet (die Lactase), ist nicht mehr genügend vorhanden. Unverdauter Milchzucker wird jedoch in den Dickdarm weitergeleitet und dort von den Darmbakterien abgebaut. Dabei entstehen Gase, die letztlich zu ähnlichen Beschwerden führen wie die Zöliakie selbst: Blähungen, heftige Bauchschmerzen, Durchfall. Der unverdaute Milchzucker greift zwar die Schleimhaut nicht an, dem Betroffenen geht es aber auch nicht gut. Um die Ernährung entsprechend anzupassen, sollte Sie daher auf jeden Fall auch überprüfen lassen, ob bei Ihnen eine Laktose-Intoleranz besteht. Dazu ist ein H_2-Atemtest erforderlich: Sie trinken eine Milchzucker-Lösung und Ihr Atem wird auf Wasserstoff hin untersucht. Wenn bei Ihnen eine Milchzuckerunverträglichkeit besteht, atmen Sie vermehrt Wasserstoff mit der Atemluft aus. Meist stellen sich auch bereits während der Untersuchung Darm-Beschwerden wie Blähungen oder Durchfall ein.

Vertragen Sie Fruchtzucker?

Nach dem eben beschriebenen Prinzip (H_2-Atemtest) kann der Arzt ebenfalls feststellen, ob Sie Fruchtzucker (Fruktose) und Sorbit vertragen. Den Fruchtzucker-Toleranztest sollten Sie dann durchführen lassen, wenn trotz exakt eingehaltener glutenfreier Ernährung keine ausreichende Besserung Ihrer Beschwerden eintritt. Achtung: Auf einen Fruchtzucker-Toleranztest reagieren auch 30–40 % der getesteten Personen, die ansonsten gesund sind. Laktose und Fruchtzucker-Toleranztest müssen an unterschiedlichen Tagen durchgeführt werden.

Getränke gemischt werden. Es erfolgt eine Andickung der Speisen. Auch Gluten in Kapselform ist erhältlich. Aber besonders Kindern fällt es schwer, die relativ großen Kapseln in ausreichender Menge zu schlucken.

Wird Normalkost als Belastungsmethode gewählt, achten Sie darauf, dass auch ausreichend glutenhaltiges Brot, Kuchen, Nudeln, Mehl und Paniertes im Speiseplan enthalten sind. Manchen kostet es schon Überwindung, jetzt bewusst normal zu essen. Bei Kindern sollten Sie dagegen überlegen, ob sich diese nicht zu sehr an den echten Brotgeschmack gewöhnen. Wenn dann eine erneute dauerhafte Umstellung auf glutenfreies Essen erforderlich ist, verweigern die Kinder manchmal die Spezial-Produkte.

Bei 90 % der Patienten bestätigt sich die Diagnose Zöliakie

Wenn Symptome eintreten oder aber spätestens nach zwei Jahren ohne Eintreten von Symptomen sollte eine Biopsie zur Kontrolle der Darmschleimhaut erfolgen. Meist sind dann die Unklarheiten beseitigt. Bei 90 % aller Patienten bestätigt sich die Diagnose Zöliakie und die Diät ist dann lebenslang einzuhalten. Wenige Patienten reagieren gar nicht oder sehr langsam auf das Gluten. Aus Gründen der eigenen Sicherheit sind weitere Kontrollen in regelmäßigen Abständen sinnvoll. Als Kontrollmethode dient die Antikörperbestimmung und, falls diese positiv ausfällt, nochmals eine Biopsie. Ein andauernder Schaden wird durch die einmalige Glu-

TIPP

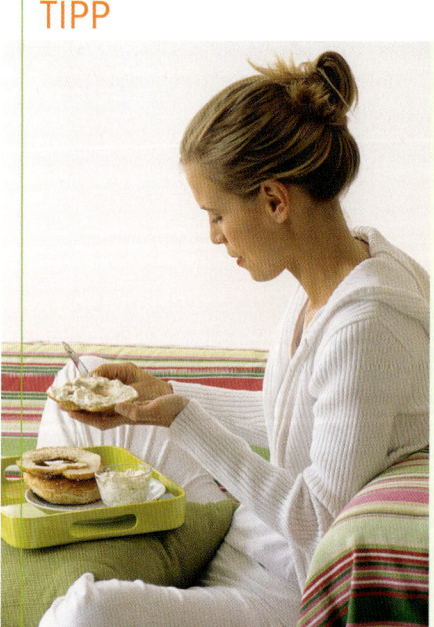

Diagnose komplett?

Stellen Sie sofort Ihre Ernährung um und setzen Sie sich mit der DZG (Deutsche Zöliakie Gesellschaft, www.dzg-online. de) in Verbindung. Ihnen stehen nach erfolgter Diagnose-Stellung spezielle Ernährungsberatungen bei einer Diätassistentin zu. Fordern Sie von Ihrem Arzt ein entsprechendes Attest an – und suchen Sie eine Fachkraft in Wohnortnähe mithilfe der DZG oder über Ihre Krankenkasse. In Internetforen stoßen Sie womöglich auf falsche Informationen. Lassen Sie sich nicht davon verunsichern und nehmen Sie besser Beratungen bei einer Ernährungstherapeutin wahr.

tenbelastung nicht verursacht, auch wenn diese mehrere Wochen oder Monate dauert. Der Vorteil der Belastung ist, dass

nach eindeutiger Klärung der Diagnose die Diät wieder mit neuer Überzeugung eingehalten werden kann.

Welche medizinischen Kontrollen sinnvoll sind

Wie bei jeder chronischen Erkrankung sollten Sie in regelmäßigen Abständen zur Kontrolle gehen. Ist die Diagnose Zöliakie eindeutig gestellt und bessern sich Ihre Beschwerden durch die glutenfreie Ernährung deutlich, sind weitere Biopsien zur Kontrolle der Schleimhaut nicht erforderlich. Es ist sinnvoll, alle ein bis zwei Jahre eine Blutuntersuchung machen zu lassen, um Ihre zöliakietypischen Antikörper zu kontrollieren. Sind diese nach wie vor stark erhöht, weist das auf eine ungenügende Diät hin. Weitere Untersuchungen im Blut (großes Blutbild) im Abstand von 1–2 Jahren sind ebenfalls sinnvoll. Treten bei Ihnen erneut Beschwerden auf, die auch nach Überprüfung der glutenfreien Ernährung nicht verschwinden, ist eine Wiederholung der Biopsie angezeigt.

TIPP

Vitamin- und Mineralstoffpräparate

Liegen bei Ihnen Vitamin- oder Mineralstoffmängel vor, sollten Sie nach Absprache mit dem Arzt entsprechende Präparate einnehmen oder per Spritze erhalten und nach einer Weile kontrollieren lassen, ob der Mangel behoben ist. Achten Sie aber darauf, dass die Präparate auch glutenfrei sind.

27

Fragen und Probleme auf dem Weg zur Diagnose

Problem: Der Antikörper-Nachweis ist negativ.

Wurde Gesamt-IgA mitbestimmt? Waren ein Wert oder alle Werte unauffällig? Die Auswertung ist auch von der Sachverständigkeit des Labors abhängig. Handelt es sich um ein kleines Kind? Unter zwei Jahren sind die Antikörper bei Kindern nicht aussagefähig. Sie sollten den Test wiederholen und dann eine Biopsie oder gleich zur Biopsie bei entsprechend eindeutigen Krankheitszeichen.

Problem: Die Biopsie liefert Marsh 0 oder 1.

Glutenfreie Ernährung für 6 Monate – dann erneute Kontrolle der Antikörper und Wiederholung der Biopsie.

Problem: Die Diät wurde bereits begonnen ohne Antikörper und Biopsie.

Soll der Nachweis der Zöliakie gestellt werden, muss eine Belastung mit glutenhaltiger Ernährung über mindestens 3 Monate erfolgen – dann Diagnose-Ablauf von Beginn.

Problem: Die Ernährungs-Umstellung zeigt nicht die gewünschte Wirkung.

Achtung: Der Erfolg der Ernährungsumstellung kann sich verzögert zeigen (bis zu einem halben Jahr nach Diätbeginn) – GEDULD!

Sind zusätzlich mögliche Unverträglichkeiten überprüft? Häufigste Möglichkeit Laktose-Intoleranz und eingeschränkte Fruchtzucker-Verträglichkeit. Auch möglich: anfängliche eingeschränkte Verträglichkeit von Verdickungsmitteln, die als Gluten-Ersatz verwendet werden.

Sind Diät-Fehler möglich? Genaue Überprüfung des Speiseplanes mit Führen von Ess-Symptom-Tagebuch über 2–4 Wochen; Auswertung von einer Diätassistentin.

Wurde die Diagnose korrekt und sicher gestellt? Wenn nicht: Glutenbelastung über mindestens 3 Monate – dann Diagnose-Ablauf von Beginn an.

Ist der Nachweis von IgA-Gliadin-Antikörpern nicht bereits Beweis für eine Zöliakie?

Nein, da auch Menschen ohne Zöliakie diese Art von Antikörpern bilden können.

Sind bei allen unbehandelten Zöliakie-Patienten Antikörper im Blut nachweisbar?

Nicht immer. Es gibt Betroffene, die keine IgA bilden können. IgG-Antikörper gegen Gliadin sind nicht beweisend für eine Zöliakie, da sie auch von gesunden Menschen gebildet werden können.

Bei massiven Diätfehlern gibt es keine Beschwerden – ist die Zöliakie ausgeheilt?

Nein, was an der Schleimhaut stattfindet, äußert sich nicht immer durch typische Beschwerden. Insbesondere bei Jugendlichen fehlen die Krankheitszeichen wie Durchfall, Bauchschmerzen usw. nach Diätfehlern. Manchmal sind die Symptome auch einfach weniger typisch und schleichen sich langsam ein.

Kann eine Zöliakie festgestellt werden, ohne dass mein Kind jemals Gluten gegessen hat?

Nein, die Zöliakie äußert sich erst, wenn Getreide in der Nahrung enthalten war. Vorab lässt sich die Zöliakie nicht nachweisen.

Kann die Zöliakie über einen Bioresonanztest festgestellt werden?

Der Bioresonanztest ist ungeeignet zum Nachweis einer Zöliakie, eine Bioresonanz-Therapie kann eine bestehende Zöliakie nicht heilen.

Warum eine Zöliakie entsteht

Wie so viele andere Erkrankungen ist auch die Zöliakie genetisch bedingt. Nur weil wir die Zöliakieveranlagung in uns tragen, muss die Erkrankung jedoch nicht tatsächlich bei uns ausbrechen. Lesen Sie dazu, was man heute über die Ursachen, Auslöser und Folgen der Erkrankung weiß.

Die wichtigsten Fakten im Überblick

Ob wir eine Zöliakie entwickeln, hängt von unserer genetischen Veranlagung ab und niemand hat selbst Schuld daran, wenn er erkrankt. Es gibt neuere Hinweise darauf, wie Sie Ihr Baby möglicherweise vor dem Ausbruch einer Zölikie schützen können.

Wird eine Zöliakie gar nicht diagnostiziert oder nicht mit glutenfreier Ernährung behandelt, kann es zu schwerwiegenden Folgen für die Betroffenen kommen.

- Symptome, die noch nicht da waren, kommen nach und nach dazu.
- Kalziummangel führt zu Störungen im Zahnaufbau.
- Kinder, die sehr spät diagnostiziert werden, holen Wachstumsdefizite selten auf.
- Entzündungen der Darmschleimhaut können sich auf weitere Organe ausweiten.
- Bei Frauen mit unbehandelter Zöliakie bleibt ein Kinderwunsch öfter unerfüllt.
- Das Risiko bösartige Gewebeveränderungen (Lymphome) im Gastrointestinaltrakt zu entwickeln, ist deutlich erhöht.
- Manche unbehandelten Betroffenen entwickeln weitere Autoimmunerkrankungen.

Babys und erste Gaben von Gluten

In den ersten vier Lebensmonaten sollten Babys glutenfrei ernährt werden, da in diesem Lebensalter die bei einer Zöliakie auftretenden Symptome sehr heftig ausfallen könnten. Spätestens ab dem siebten Monat gehört glutenhaltiges Getreide aber mit in den Speiseplan. Sollte Ihr Baby dann eine Zöliakie entwickeln, zeigt sich diese deutlicher und wird schneller erkannt. Kinder, die zum Zeitpunkt der ersten Glutenzufuhr noch gestillt werden, genießen im ersten und zweiten Lebensjahr einen besonderen Schutz vor einer Zöliakie. Ob sich dieser Schutz über weitere Jahre auswirkt oder das Entstehen der Erkrankung gar ganz verhindert, wird derzeit erforscht.

Glutensensitives Reizdarm-Syndrom

Jüngste Untersuchungen zeigen, dass Menschen mit der Diagnose Reizdarm aufgrund ihrer jahrelangen Beschwerden positiv auf glutenfreie Ernährung reagieren, wenn sie zum Gentypus HLA-DQ2 oder -DQ8 gehören. Die glutenfreie Ernährung scheint für die Betroffenen eine große Erleichterung ihrer Beschwerden zu bringen. Die Empfehlung für das Meiden von Gluten ist in diesem Fall nicht ganz so streng und scheint auch nicht lebenslang erforderlich zu sein, wie es bei einer Zöliakie der Fall ist. Ausprobieren sollten Sie die Wirksamkeit aber erst, wenn die Zöliakie ausgeschlossen werden konnte.

Wieso manche Menschen kein Gluten vertragen

Falls bei Ihnen eine Zöliakie diagnostiziert wurde, liegt dem eine bestimmte genetische Veranlagung zugrunde. Diese genetische Voraussetzung ist der sogenannte HLA-Typ. Bei der Zöliakie werden zwei HLA-Typen nachgewiesen: HLA-DQ 2 und HLA-DQ 8. Der spezielle genetische Typ ist aber nicht alleine entscheidend für die Entstehung der Zöliakie und daher auch kein Nachweis- oder Diagnosekriterium.

Gehört ein Mensch nicht zu einem dieser beiden HLA-Typen, ist es ausgeschlossen, dass er jemals eine Zöliakie entwickelt. Doch mehr als ein Viertel der Bevölkerung gehört zu einem dieser HLA-Typen, aber nur 1–2 % entwickeln auch eine Zöliakie. Es wird diskutiert, ob bestimmte Virusinfekte eine genetisch vorhandene Zöliakie auslösen. Oft berichten Patienten, dass es nach besonderen körperlichen oder seelischen Belastungen oder Stress-Situationen zu den ersten Symptomen kam.

Manchmal wird die Erkrankung auch durch einen anderen bakteriellen Magen-Darm-Infekt, z. B. nach einem Auslands-Urlaub aktiviert. Die Beschwerden hören dann einfach auch nach erfolgreicher Bekämpfung der Bakterien mit Antibiotika nicht mehr auf. Wenn dann auch die Darmflora des Dickdarmes wieder saniert ist und weiterhin Beschwerden da sind, beginnt unter günstigen Umständen nun die Suche nach dem tatsächlichen Auslöser der Beschwerden.

Da die Zöliakie sehr unterschiedliche Krankheitszeichen hat, wird sie auch als das Chamäleon unter den Erkrankungen bezeichnet. Auch den Medizinern fällt es bei der Vielfalt an Symptomen

WISSEN

Wie viele Menschen sind betroffen?

Die typische Zöliakie wird in Deutschland mit einer Häufigkeit von 1:2000 diagnostiziert. Bei Reihenuntersuchungen, die auch Menschen ohne Symptome erfassen, ergibt sich jedoch eine 10-mal größere Häufigkeit von bis zu 1:250, was in Deutschland mehr als 300000 Betroffene bedeuten würde. Mit diesen Untersuchungen werden auch stumme Verlaufsformen erfasst – die heute diagnostizierten Patienten werden als Spitze des Eisberges bezeichnet.

Folgende Zöliakieformen gibt es

Art der Zöliakie	Äußert sich folgendermaßen
Klassische Zöliakie	Typische Symptome, vorhandene Antikörper, Nachweis typischer Veränderungen der Dünndarmschleimhaut. Therapie: glutenfreie Ernährung.
Atypische Zöliakie	Untypische Symptome, keine Bauchbeschwerden, vorhandene Antikörper, typische Schleimhautschäden. Therapie: glutenfreie Ernährung.
Silente (stumme) Zöliakie	Keine oder sehr schwache Symptome, vorhandene Antikörper, typische Schleimhautveränderungen. Therapie: glutenfreie Ernährung.
Latente Zöliakie	Es können Symptome – meist schwach – vorhanden sein, Antikörper oder Schleimhautveränderungen sind nicht immer nachweisbar. Eine glutenfreie Ernährung wird empfohlen, wenn die genetische Veranlagung nachgewiesen ist.
Potentielle Zöliakie	Keine, schwach vorhandene oder unspezifische Krankheitszeichen, evtl. Antikörper, keine Veränderung der Darmschleimhaut. Glutenfreie Ernährung empfohlen, wenn die genetische Veranlagung nachgewiesen ist.
Transiente Zöliakie	Sehr seltene, vorübergehende Form der Zöliakie – meist bei Kindern im Alter unter zwei Jahren mit vorhandenen Symptomen, Antikörpern und Schleimhautveränderungen diagnostiziert. Bei erneuter Glutenzufuhr keine Symptome, keine Antikörperentwicklung und keine Schleimhautveränderungen nachweisbar. Zur Überprüfung, ob sich wirklich keine Zottenatrophie mehr entwickelt, wird nach zwei Jahren glutenhaltiger Nahrung eine Wiederholung der Biopsie empfohlen sowie eine langjährige Kontrolle der Antikörper im Blut.
Refraktäre Zöliakie	Wiederauftreten von Symptomen, Antikörpern und Schleimhautschäden. Insbesondere bei Erwachsenen nach anhaltenden Diätfehlern oder -unterbrechung. Die Betroffenen reagieren nicht mehr rasch und komplett auf glutenfreie Ernährung
Kollagene Sprue	In der Schleimhaut entwickelt sich Narbengewebe (kollagene Fasern). Die Schleimhaut normalisiert sich auch bei strikter Einhaltung einer glutenfreien Diät nicht mehr. Eine permanente ärztliche Betreuung ist notwendig.

häufig schwer, an die Zöliakie zu denken, daher wird die Diagnose oft erst nach jahrelanger Odyssee von Arzt zu Arzt gestellt.

Zöliakie bei Babys

Immer wieder wird behauptet, dass man durch das Vermeiden von glutenhaltigem Getreide im ersten Lebensjahr des Kindes eine Zöliakie verhindern könne oder dass extra langes Stillen eine geeignete Präventivmaßnahme darstellt. Auch bei den klassischen Allergien ist der vorbeugende Schutz von Muttermilch im 2. Lebens-Halbjahr nicht mehr gegeben. Es werden aktuell keine präventiven Auslass-Diäten bei Säuglingen ab dem 6. Lebensmonat mehr empfohlen. Nach neuen Studien gilt es jedoch als erwiesen, dass es bei Kindern, die zum Zeitpunkt der ersten Glutenzufuhr noch gestillt werden, einen präventiven Effekt der Muttermilch auf den Ausbruch einer Zöliakie im ersten und zweiten Lebensjahr gibt. Ob sich dieser Schutz über weitere Jahre auswirkt oder das Entstehen der Erkrankung gar ganz verhindert, wird derzeit erforscht.

In den ersten vier Lebensmonaten sollte die Ernährung für jedes Kind glutenfrei sein, da in diesem Lebensalter die bei einer Zöliakie auftretenden Symptome so heftig ausfallen könnten, dass es für das Kind schnell lebensbedrohlich wird. Spätestens ab dem siebten Monat gehört glutenhaltiges Getreide in den Kostaufbau hinein. Sollte das Kind eine Zöliakie entwickeln, zeigt sich diese dann deutlicher und wird schneller erkannt als bei zu später Gabe von Gluten.

Die Folgen einer unbehandelten Zöliakie

Wird eine Zöliakie gar nicht diagnostiziert oder nach der Diagnosestellung nicht mit glutenfreier Ernährung behandelt, kann es zu schwerwiegenden Folgen für die Betroffenen kommen. Zunächst einmal verstärkt sich das Beschwerdebild. Krankheitszeichen, die noch nicht da waren, kommen nach und nach dazu. Gab es bislang hin und wieder Durchfall, hat der Betroffene mit der Zeit das Gefühl, diese hörten nie mehr auf. Nach einiger Zeit zeichnen sich Mangelerscheinungen diverser Nahrungsinhaltsstoffe ab. Ein anhaltender Kalziummangel führt zu Störungen im Zahnaufbau. Viele Betroffene, die lange auf ihre Diagnose warten mussten, benötigen sehr früh Zahnkronen oder sogar dritte Zähne bereits als junge Erwachsene.

Kinder, die aufgrund untypischer Symptome sehr spät diagnostiziert werden,

WISSEN

Zöliakieforschung

Chronische Durchfälle bei Frauen und Kindern beschrieb ein griechischer Arzt schon 200 Jahre vor Christus. Eine vollständige Darstellung des Krankheitsbildes lieferte ein britischer Kinderarzt namens Samuel Gee jedoch erst rund 2000 Jahre später. Und erst im Jahre 1950 erkannte man, dass das Gluten Schuld an den typischen Zöliakiebeschwerden ist. Die Zöliakie ist also keinesfalls eine moderne Zivilisationserkrankung. Sie wird nicht durch falsche, einseitige Ernährung ausgelöst und Sie haben auch keinerlei Schuld an der Entwicklung einer Zöliakie bei sich selbst oder Ihrem Kind. Die aktuelle Forschung befasst sich mit der Entwicklung eines Medikaments zur Therapie der Zöliakie.

holen Wachstumsdefizite selten auf. Auch die Schulleistungen bleiben aufgrund der mangelnden Nährstoff-Versorgung und der ständigen Müdigkeit unter den möglichen Leistungen. Entzündungen der Darmschleimhaut können sich auf weitere Organe wie z. B. Bauchspeicheldrüse und Leber ausweiten.

praxis

Wenn der Arzt bei Ihnen die Diagnose sicher gestellt hat, sollten Sie umgehend und dauerhaft auf eine glutenfreie Ernährung umstellen, gleich, in welcher Intensität sich die Zöliakie bei Ihnen gezeigt hat.

Bei Frauen mit einer unerkannten und unbehandelten Zöliakie bleibt ein Kinderwunsch öfter unerfüllt. Das liegt daran, dass der Zyklus öfter unregelmäßig ist, häufiger Fehlgeburten auftreten und die Zeitspanne, in der eine Schwangerschaft möglich ist, kürzer ist, da die Monatsblutung erst spät und die Wechseljahre häufig früh einsetzen.

Das Risiko bösartige Gewebeveränderungen (sogenannte Lymphome) im gesamten Gastrointestinaltrakt zu entwickeln, ist bei unbehandelter Zöliakie deutlich erhöht. Wird die Ernährung strikt glutenfrei durchgeführt, sinkt dieses Risiko nach einigen Jahren wieder auf das Normale zurück. Manche unbehandelten Zöliakie-Betroffenen entwickeln weitere Autoimmunerkrankungen mit schwerwiegenden Folgen.

In sehr seltenen Fällen kommt es bei unbehandelter Zöliakie zu einer sogenannten kollagenen Sprue. Es entwickelt sich Narbengewebe in der Dünndarmschleimhaut, welches letztlich auch nicht mehr auf eine Umstellung auf glutenfreie Ernährung reagieren kann.

Das glutensensitive Reizdarm-Syndrom

Eine Zöliakie wurde sicher ausgeschlossen? Es kann trotzdem sein, dass Sie von

35

einer glutenfreien Ernährung profitieren können. Jüngste Untersuchungen zeigen, dass Menschen mit der Diagnose Reizdarm aufgrund ihrer jahrelangen Beschwerden vom Magen-Darm-Trakt ausgehend, positiv auf glutenfreie Ernährung reagieren, wenn sie zum Gentypus HLA-DQ2 oder -DQ8 gehören. Der Begriff »glutensensitives Reizdarm-Syndrom« ist zwar noch keine schulmedizinisch anerkannte Diagnose, hier scheint die glutenfreie Ernährung jedoch für die Betroffenen eine große Erleichterung ihrer Beschwerden zu bringen. Die Empfehlung für das Meiden von Gluten ist in diesem Fall nicht ganz so streng und scheint auch nicht lebenslang erforderlich zu sein, wie es bei einer Zöliakie der Fall ist. Es wird derzeit erforscht, ob die Beschwerden hier tatsächlich vom Gluten oder von anderen Bestandteilen im glutenhaltigen Getreide verursacht werden. Ausprobieren sollten Sie die Wirksamkeit aber erst, wenn die Zöliakie sicher ausgeschlossen werden konnte.

Glutenfreie Ernährung

Wenn die Diagnose Zöliakie bei Ihnen feststeht, heißt das für die Zukunft: glutenfreie Ernährung. Wie diese Ernährung funktioniert und wo die Stolpersteine lauern, beschreibt das nächste Kapitel. Sie werden Schritt für Schritt immer sicherer werden mit der neuen Ernährungsweise und mögliche Glutenquellen zuverlässig erkennen.

Die wichtigsten Fakten im Überblick

Gluten ist in den Getreidearten Weizen, Roggen, Gerste, Hafer und deren botanischen Verwandten enthalten. Gluten steckt daher in allen herkömmlichen Back- und Teigwaren.

Aber auch Lebensmittel, die augenscheinlich nichts mit Getreide zu tun haben, können glutenhaltig sein. Grundsätzlich könnte jedes verarbeitete Lebensmittel Gluten enthalten. Genaues Studieren der Verpackungen ist zwingend erforderlich! Lebensmittel, die speziell glutenfrei hergestellt oder auf Glutenfreiheit überprüft wurden, sind entsprechend gekennzeichnet – es gibt neue gesetzliche Vorschriften in der EU. Lebensmittel, die nach Zutatenliste glutenfrei zusammengesetzt sind, können trotzdem Glutenreste enthalten – machen Sie sich auf Spuren-Suche.

Küchen-Check zu Hause

Überprüfen Sie genau alle Ihre Vorräte an verarbeiteten Produkten und lesen Sie ab sofort die Verpackungsaufschriften. Glutenfreie Lebensmittel als Ersatz für Brot, Teig und Backwaren finden Sie im Supermarkt meist in Extra-Regalen, im Reformhaus oder Naturkost-Geschäft. Frisches glutenfreies Brot gibt es direkt beim Hersteller – oft auch im Versand. Glutenfrei gekennzeichnete Koch- und Backzutaten finden Sie immer häufiger im Reformhaus oder Naturkost-Fachhandel und auch in Supermärkten oder Drogerien. Suchen Sie auf der Verpackung entsprechende Hinweise!

Wie finde ich Gluten in Lebensmitteln?

- Gluten und glutenhaltiges Getreide muss seit Ende 2005 grundsätzlich deklariert werden, wenn es als Zutat eingesetzt wird.
- Zutaten, die aus glutenhaltigen Getreiden gewonnen werden, müssen unter Nennung dieser Getreideart deklariert sein (z. B. Weizenstärke).
- Aus Getreide hergestellte Glukose oder Dextrine sind von der Kennzeichnung ausgenommen, da eine schädliche Wirkung sehr unwahrscheinlich ist.
- Herstellungsbedingt vermutete Verunreinigungen mit Gluten können als Warnhinweis, oft in eckigen Klammern, auf dem Lebensmittel genannt werden.
- Achtung bei importierten Lebensmitteln aus Nicht-EU-Ländern!
- Die Kennzeichnungsverordnungen gelten nur für verpackte Lebensmittel.
- Es gibt noch keine Kennzeichnungspflicht für Menüs in Krankenhäusern, Restaurant oder Kantinen.

Gluten unter der Lupe

Die erste und sicherste Maßnahme zur Behandlung der Zöliakie haben wir selbst in der Hand! Nach der Diagnose muss eine konsequente Umstellung auf glutenfreie Ernährung erfolgen. Dabei ist es leider nicht damit getan, spezielle glutenfreie Lebensmittel zu verzehren. Es bedarf genauester Kenntnisse in Sachen Gluten.

Die üblichen Getreidesorten Weizen (einschließlich Dinkel, Grünkern, Kamut oder Einkorn), Roggen, Gerste und Hafer enthalten in unterschiedlicher Menge einen Eiweißstoff, der für wichtige Backeigenschaften verantwortlich ist – das Klebereiweiß oder Gluten. Gluten macht den Teig elastisch, bindet Flüssigkeit im Teig und sorgt auch für Zusammenhalt und Biss in Brot und Gebäck. Besonders viel Gluten ist im Weizen enthalten. Deshalb spielt Weizenmehl bei herkömmlichen Backwaren auch die Hauptrolle. Der Bäcker spricht je nach Sorte von »kleberstarkem« oder »kleber-schwachem« Mehl. Roggen enthält von Natur aus weniger ähnliche Eiweißkörper und kann deshalb nicht so einfach zu Brot verbacken werden. Meist wird es daher mit Weizenmehl gemischt.

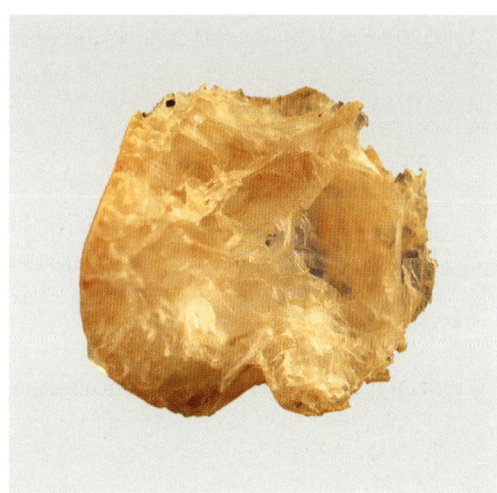

▶ So sieht reines Gluten gebacken aus – man kann gut die Wirkung des Klebereiweißes auf die Gebäck-Struktur erkennen.

Welche Getreideeiweiße schädlich sind

Als schädlich für Zöliakie-Betroffene gelten die Prolamine, eine alkohollösliche Gruppe des Getreideeiweißes (siehe Abbildung). Im Einzelnen handelt es sich bei Weizen um Gliadin, bei Roggen um Secalin, bei Gerste um Hordein und bei Hafer um Avenin.

Bei Mais heißt das entsprechende Eiweiß Zein, bei Reis ist es das Oryzanin. Zöliakie-Betroffene reagieren jedoch nur auf die Getreidearten Weizen, Roggen, Gerste, Hafer (wobei die Schädlichkeit von Hafer derzeit umstritten ist) einschließlich ihrer botanischen Verwandten. Mais und Reis werden von Zöliakie-Betroffenen gut vertragen. Besteht jedoch keine klassische Zöliakie, sondern eher eine Gluten-Unverträglichkeit oder Allergie, kann es sein, dass auch die Prolamine von Mais, seltener von Reis schlecht verträglich sind.

Neuere Untersuchungen weisen darauf hin, dass auch die Glutenine schädliche Auswirkungen auf die Darmschleimhaut der Zöliakie-Betroffenen haben. Unter glutenfreier Ernährung versteht man daher das Weglassen von Weizen, Roggen, Gerste und Hafer inklusive der botanischen Verwandten. Hierzu ist eine konsequente und lebenslang einzuhaltende Ernährungsumstellung erforderlich, um Gluten dauerhaft zu meiden.

Worin Gluten enthalten ist

Da es sich um einen natürlichen Eiweißbestandteil aus den genannten Getreidesorten handelt, ist Gluten in allen Lebensmittel enthalten, in denen eiweißhaltige Bestandteile dieser Getreide vorkommen. Also zunächst alle Lebensmittel, die Mehl, Grieß, Flocken oder Kleie aus den genannten Getreiden enthalten, naturgemäß in

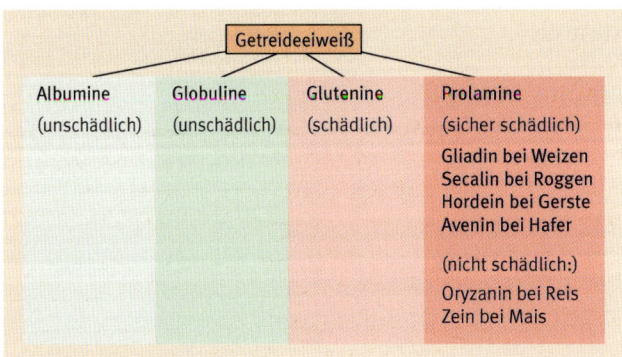

Getreideeiweiß			
Albumine	Globuline	Glutenine	Prolamine
(unschädlich)	(unschädlich)	(schädlich)	(sicher schädlich)
			Gliadin bei Weizen
			Secalin bei Roggen
			Hordein bei Gerste
			Avenin bei Hafer
			(nicht schädlich:)
			Oryzanin bei Reis
			Zein bei Mais

◀ Chemisch betrachtet wird das Getreideeiweiß in unterschiedliche Gruppen eingeteilt.

Brot und anderen Backwaren, Teigwaren, Müsli und vielem mehr. Teilweise verbergen sich diese Getreidearten unter anderem Namen, wie z. B. Bulgur, Couscous, Emmer, Triticale. Es wäre einfach, wenn das beschriebene Getreideeiweiß wirklich nur in Lebensmitteln, die offensichtlich aus den genannten Getreidearten hergestellt werden, vorkäme. Doch Gluten bindet Fett und Wasser, emulgiert, stabilisiert und ist ein hervorragender Träger von Aromen und Gewürzen. Die Liste der für die Industrie positiven Eigenschaften ist lang und die Einsatzmöglichkeiten schier unbegrenzt. Zum Glück muss bewusst zugesetztes Gluten immer in der Zutatenliste aufgeführt sein, auch wenn es nur in sehr kleinen Mengen und als Hilfsmittel zum Einsatz kommt.

Darf ich Weizenstärke verwenden?

Der Stärkekern eines Getreidekorns enthält nur einen sehr geringen Eiweißgehalt. Bei der Gewinnung von Weizenstärke wird zudem Gluten durch Auswaschen und Zentrifugieren von der reinen Stärke getrennt. Dabei bleiben Eiweißreste in der Stärke enthalten. Die Trennung ist umso sauberer, je öfter der Vorgang wiederholt wird. Bei Eiweißgehalten von 0,3–0,5 g pro 100 g Stärke sind nur noch sehr kleine Gliadinmengen nachweisbar. Diese Stärke wird als Primastärke bezeichnet. Der Restgehalt an Gluten steigt unproportional zum Eiweißgehalt an, d.h. eine Weizenstärke mit 0,2 g Resteiweiß ist u.U. frei von nachweisbaren Glutenresten, bei

0,3 g Resteiweiß liegt der Gehalt bei unter 20 mg, bei 0,5 g Resteiweiß können es bereits 100 mg Gluten und mehr sein.

Hersteller diätetischer glutenfreier Lebensmittel dürfen Weizenstärke verwenden, wenn der Restglutengehalt nachweislich unter 2 mg pro 100 g liegt. Viele Zöliakie-Betroffene vertragen den Verzehr dieser Weizenstärke problemlos. Vor einigen Jahren war der Nachweis dieser kleinsten Glutenmengen analytisch noch gar nicht möglich. Die Weizenstärke galt daher damals allgemein als unschädlich, obgleich mehr Betroffene darüber klagten, Weizenstärke nicht zu vertragen. Heute wissen wir, warum.

Trotzdem gibt es immer wieder Betroffene, die auch diese kleinsten Mengen nicht gut vertragen. Wenn dies bei Ihnen der Fall ist, sollten Sie sehr gezielt die Zutatenliste der Lebensmittel durchforsten und weizenstärkehaltige Produkte meiden – aber auch immer sehr genau Ihre anderen Lebensmittel der Speisekarte überprüfen, die dem Namen nach nicht kritisch sind und dennoch größere Glutenreste enthalten können.

Im Übrigen müssen Stärken, die aus glutenhaltigen Rohstoffen hergestellt sind, immer als solche gekennzeichnet sein. Lesen Sie in der Zutatenliste nur den Begriff »Stärke«, darf es nach der Kennzeichnungsverordnung keine Weizenstärke sein. Das gilt auch für modifizierte Stärken – eine modifizierte, das heißt technologisch veränderte Weizenstärke muss auch genau so genannt werden.

Glutenfreie Mehle

Um wirklich ofenfrische Backwaren auf dem Tisch zu haben, bleibt oft nur die Möglichkeit, selbst zu backen. Spezielle glutenfreie Mehlmischungen gibt es reichlich. Zahlreiche Rezepte aus Rohstoffen, die von Natur aus glutenfrei sind, finden Sie in meinem Back- und Kochbuch »Köstlich essen bei Zöliakie«. Stöbern Sie auch in Ihrer eigenen Sammlung und in althergebrachten Familienrezepten nach Kuchen ohne Mehl, und beachten Sie auch die aufgedruckten Rezepte auf den Verpackungen von Hirse, Buchweizen & Co.

Reis- und Maismehl

Reismehl macht Backwaren eher schwer und feucht, wenn es pur oder zu großem Mehlanteil verwendet wird. Reis können Sie leicht selbst vermahlen und dann auch gut die Vollkornvariante wählen. Maismehl färbt Kuchen und Brot gelb und hat einen typischen leicht süßen Geschmack. Maismehl, das zu lange gelagert wird, kann allerdings bitter schmecken. Daher am besten immer kühl, trocken und nicht luftdicht verpackt lagern.

Amaranth und Quinoa

Amaranth und Quinoa liefern viele Mineralstoffe und hochwertiges Eiweiß. Amaranth gibt es als feine Körnchen oder auch in gepuffter Form, was prima im Müsli schmeckt. Quinoa ist hirseähnlich und lässt sich auch in Gerichten ähnlich wie Hirse verarbeiten, hat jedoch einen ganz eigenen, leicht erdigen Geschmack.

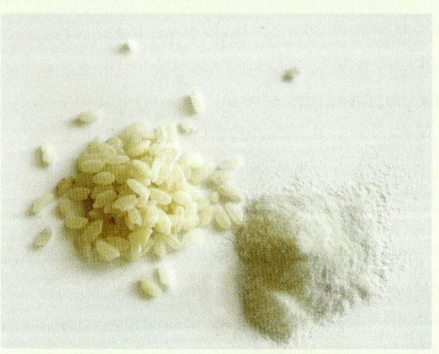

▲ Reis können Sie leicht selbst zermahlen.

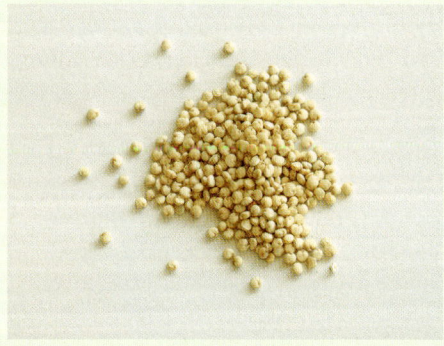

▲ Quinoa lässt sich ähnlich wie Hirse verarbeiten.

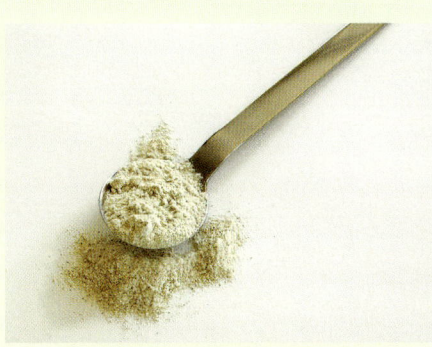

▲ Buchweizen ist reich an Mineralstoffen.

Buchweizen

Buchweizen schmeckt nussig herb, ist reich an Mineralstoffen und gibt dem Teig eine dunklere Färbung. Da Buchweizenmehl und auch -flocken aus dem Handel häufig mit glutenhaltigen Getreiden in Berührung gekommen sind, sollten Sie Buchweizen grundsätzlich immer selbst vermahlen oder ein glutenfrei gekennzeichnetes Produkt verwenden.

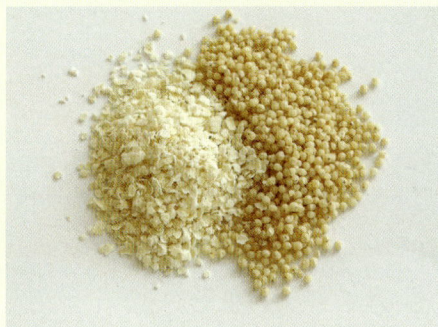

▲ Hirse gibt es auch als Hirseflocken.

Hirse

Die gebräuchlichste Sorte ist die goldfarbene Hirse, die als geschältes Korn im Handel erhältlich ist. Weiterhin gibt es Hirseflocken und -grieß. Hirse wird schnell bitter und bekommt einen ranzigen Geschmack. Deshalb immer nur kleine Mengen anschaffen und möglichst frisch vermahlen. Ganze Hirsekörner werden vor dem Verarbeiten mit heißem Wasser abgespült.

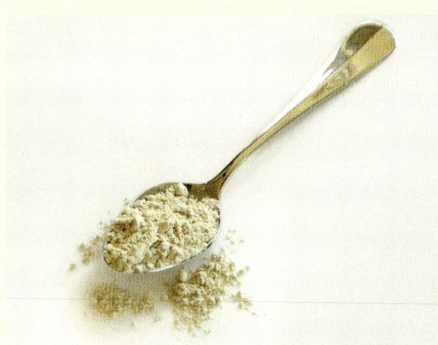

▲ Teff kann man pur zu glutenfreien Backwaren verarbeiten.

Teff

Teff wird als glutenfreies Vollkornmahlprodukt angeboten und liefert reichlich Vitamine, Mineralstoffe und Spurenelemente. Man kann es pur zu glutenfreien Backwaren verarbeiten, es eignet sich jedoch auch in Kombination mit anderen Rohstoffen. Teff verleiht Teigen einen kräftig aromatischen Geschmack, eine dunkle Färbung und oft eine leicht sandige Konsistenz.

Soja

Backwaren mit einem geringen Anteil an Sojamehl haben oft eine weiche angenehme Konsistenz und halten länger frisch. Da es inzwischen immer mehr Menschen gibt, die allergisch auf Soja reagieren, setzt man in der Industrie häufiger artverwandtes Lupinenmehl oder isolierte Pflanzeneiweiße aus anderen Hülsenfrüchten ein.

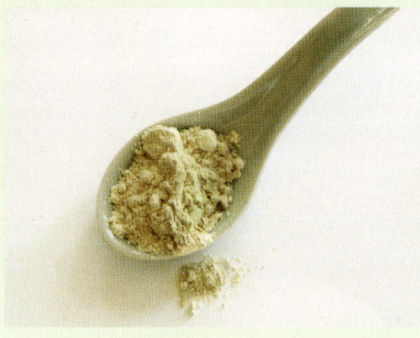

▲ Sojamehl hat einen hohen Eiweiß- und auch Fettgehalt.

Erdmandeln/Chufa

Die Erdmandel (Chufa) ähnelt im Geschmack, wie ihr Name verrät, der Mandel. Erdmandeln sind sehr nährstoffreich, enthalten ein gutes Drittel Kohlenhydrate, hochwertiges Eiweiß und 20–30 Prozent pflanzliches Fett.

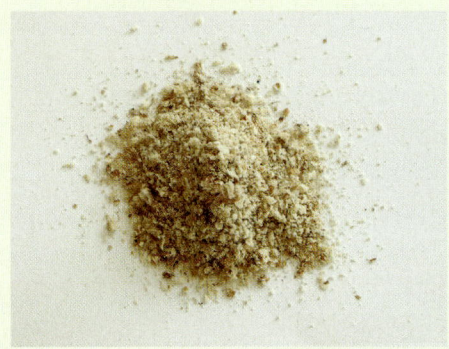

▲ Erdmandeln (Chufas Nüssli) sind sehr nährstoffreich.

Bananenmehl, Maniok, Pfeilwurzelstärke & Co.

Beim Bananenmehl handelt es sich um das Fruchtfleisch von Kochbananen, die einen niedrigen Zucker-, aber hohen Stärkeanteil aufweisen. Bananenmehl, Maniok (auch als Tapioka oder Cassava bekannt) u. a. sind allesamt »exotische« Backzutaten, die es mittlerweile auch pur zu kaufen gibt. Alle haben eine bindende, teilweise gelbildende Wirkung.

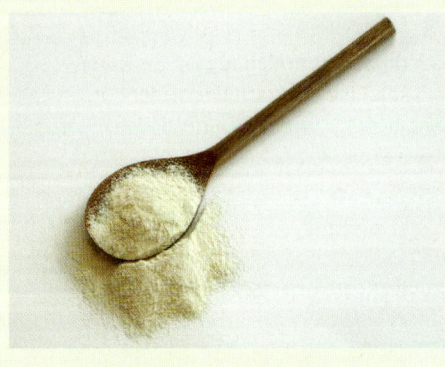

▲ Maniok dient als Bindemittel.

Hafer in der glutenfreien Ernährung

Mehrere Studien u. a. aus Finnland weisen darauf hin, dass das Hafer-Avenin nicht oder deutlich weniger schädlich ist als das Weizen-Gliadin. Hafer liegt in der Verwandtschaft zu Weizen weiter weg als Gerste und Roggen. Der Eiweißgehalt ist geringer und somit auch der Gehalt an schädlichen Prolaminen.

In den ausländischen Studien war eine Reaktion nach dem Verzehr von Hafer bei erwachsenen Testpersonen sehr gering oder gar nicht nachweisbar. Im Reagenzglas gibt es dagegen Reaktionen der mukosalen Zellen auf Hafer-Avenin. In Deutschland wird der Verzehr von Hafer in der glutenfreien Ernährung weiterhin kritisch gesehen und nicht empfohlen. Zunächst, weil die Studien die Unschädlichkeit nicht für alle Betroffenen jeder Altersklasse beweisen. Außerdem gibt es gerade bei Hafer ein großes Risiko der »Verunreinigung« mit normalem Getreide, insbesondere Dinkel. Bereits beim Anbau auf dem Feld ist es möglich, dass auf dem Nachbarfeld angebauter Dinkel sich durch den Pollenflug mit ins Haferfeld sät. Eine Unterscheidung der Körner ist sehr schwierig. Weitere Möglichkeiten der Vermischung gibt es bei der Ernte, Lagerung und vor allem auch der weiteren Verarbeitung des Hafers. Große industrielle Verarbeiter von Hafer garantieren auf keinen Fall die »Sortenreinheit«. Eine Vermischung von bis zu 4 % mit Fremdgetreide ist bei allen Getreiden gesetzlich erlaubt und nicht ungewöhnlich.

Glutenfrei deklarierte Haferflocken

Neu auf dem deutschen Markt sind glutenfrei deklarierte Haferflocken und haferhaltige Produkte. Das ist nach aktuellen gesetzlichen Regelungen erlaubt, wenn Hafer nachweislich nicht mehr als 20 ppm Gluten aus Weizen, Roggen oder Gerste enthält – somit also nachweislich nicht verunreinigt ist. Und die Verunsicherung ist groß: Der Verbraucher glaubt u. U. dass sich auch der Avenin-Gehalt an diesem Grenzwert orientiert. Aber der Gehalt an natürlichem Eiweiß im Hafer ist selbstverständlich nicht verändert – glutenfrei gekennzeichneter Hafer enthält die ursprüngliche Menge an Avenin (welches nicht sicher unschädlich ist). In nordeuropäischen Ländern ist Hafer dagegen uneingeschränkt freigegeben.

Haferverzehr auf eigenes Risiko

Für Zöliakie-Kinder wird Hafer kritisch bewertet. Wie Sie in Ihrer eigenen glutenfreien Ernährung auch entscheiden, achten Sie zumindest streng darauf, keinen mit Fremdgetreide belasteten Hafer zu verzehren.

Gluten in Lebensmitteln

Lebensmittel	Glutenhaltig durch	Erkennbar durch
Backwaren (Brote, Kuchen, Kekse, Pizza usw.)	Weizenmehl oder -flocken, herkömmliche Weizenstärke, Roggenmehl, Hafermehl oder -flocken, Dinkel, Grünkern	Zutatenliste **Achtung:** Der Name des Brotes sagt nichts über die genaue Zusammensetzung aus – z. B. »Sojabrot«, Kartoffelbrot
Frühstückscerealien (Müsli, Cornflakes, Crisps)	Getreideflocken aus Weizen, Roggen, Gerste, Hafer, Gerstenmalz	Zutatenliste **Achtung:** Auch Cornflakes aus Mais können glutenhaltig sein
Teigwaren/Nudeln	Weizenmehl oder -grieß, herkömmliche Weizenstärke, Bulgur, Couscous	Zutatenliste **Achtung:** Auch Kartoffelteigwaren (z. B. Gnocchi) und Sojanudeln können glutenhaltig sein
Kartoffelprodukte (Pommes frites, Klöße, Kroketten, Puffer, Püreepulver, Chips)	Panade, Gewürzmischungen, Weizenmehl oder -grieß im Gemisch	Zutatenliste
Milchprodukte (Fruchtjoghurt, Fruchtquark, Milchmischgetränke)	Flocken oder Kleiezusätze, Keks- oder Kuchenbeimischungen zu »modernen« Sorten, Aromen in der Fruchtzubereitung, Gluten als technisches Hilfsmittel	Zutatenliste
Fleischwaren, Wurst und küchenfertige Fleischgerichte	Teigmantel, Paniermehl, Zusatz von Getreidebröseln und -flocken, Kutterhilfsmittel, Würzmittelbeimengungen, Lake und Marinaden	Zutatenliste, wenn diese einsehbar ist **Achtung:** Bei eingelegten Grillsteaks und allen Wurstwaren, auch gekochtem Schinken z. B. als Salatzutat
vegetarischer Fleischersatz	Seitan ist reines Gluten	Zutatenliste
Süßwaren, Schokoladenartikel	Gerstenmalzzusätze als Geschmackszutat, Keks- oder Waffelstückchen, Getreidecrisps, Mehl zum Ausstäuben der Formen und in Dragee-Umhüllungen, Mehl in Lakritz	Zutatenliste **Achtung:** Bei offenen Artikeln wie Popcorn, dragierten Mandeln und Nüssen auf dem Jahrmarkt

Lebensmittel	Glutenhaltig durch	Erkennbar durch
Gemüse	Weizenmehl in Fertigsaucen oder beigefügter Kräuterbutter, Gluten in Konservenflüssigkeit und Gewürzlaken, Sojasauce mit Weizen als Würzlake	Zutatenliste **Achtung:** Bisher galten Konserven oft als unbedenklich. Vorsicht bei Light-Produkten und Aroma-Zusätzen
Obst	Gluten in Konserven, Mehl als Trennmittel von Trockenfrüchten	Zutatenliste **Achtung:** Konserven in klaren Flüssigkeiten galten bisher oft als unbedenklich, sie sind es aber nicht! Keine losen Trockenfrüchte einkaufen!
Speiseeis	Gluten als technologisches Hilfsmittel zur Bindung, Waffelstückchen oder Keksbeimischungen, Aromastoff-Träger	Zutatenliste **Achtung:** Zutatenlisten in Eisdielen oder beim Eiswagenverkäufer oft nicht einsehbar
Würzmittel (Sojasauce, Gewürzmischungen, Gewürzzubereitungen, Ketchup)	Weizen als Zutat, Gluten als Träger- oder Füllstoff	Zutatenliste
Getränke	Bier, Malzbier, Kaffee-Ersatzprodukte und Whiskey durch Malzzusatz; Mischgetränke und Tee durch Gluten in Aromen Cappuccino und Milchkaffees mit spezieller Milch	Zutatenliste **Achtung:** Im freien Ausschank oder Cafés ist es oft nicht möglich, die Zutatenliste einzusehen – hier hilft nur Nachfragen (welche Milch z.B. für die Latte macchiato verwendet wird)
Medikamente	Weizenmehl zum Dragieren oder als Zutat von Emulsionen, Malz als Geschmackszutat	Packungsbeilage
Zahnpasta, Lippenstift, Kleiebad	Gluten als Trägerstoff von Aromen, Farbstoffen etc.	Zutatenliste, evtl. Packungsbeilage

Wie Sie Gluten in Lebensmitteln finden

Seit Ende November 2005 ist eine neue Kennzeichnungsverordnung für verpackte Lebensmittel in Kraft getreten. Diese gilt innerhalb der EU und ist als »Allergie-Kennzeichnung« bekannt. Nach der vorherigen Kennzeichnungsverordnung mussten längst nicht alle Zutaten eines Lebensmittels genau aufgeschlüsselt und deutlich gekennzeichnet sein.

Es gab besondere Regelungen, die es unmöglich machten, z. B. glutenhaltige Bestandteile anhand der Zutatenliste zu entdecken. Weil die Zahl der Menschen, die auf bestimmte Nahrungsmittel unverträglich oder allergisch reagieren, immer größer wird, bestand schon lange die Forderung nach klareren Kennzeichnungsvorschriften.

Es wurden 12 Hauptallergene festgelegt, die grundsätzlich immer gekennzeichnet werden müssen, sofern sie absichtlich als Zutat dem Lebensmittel zugefügt werden. Diese Liste der Haupt-Allergene wird nach aktuellen Erkenntnissen ständig überarbeitet und wurde mittlerweile auf 14 Rohstoffe erweitert. Diese Allergene müssen auch dann genannt werden, wenn sie nur in winzigsten Mengen eingesetzt werden, z. B. als Trägerstoff eines Aromas oder als Hilfsstoff bei der Produktion. Das Wichtigste für uns Zöliakie-Betroffene: Zu den festgelegten, zu kennzeichnenden Allergenen gehören glutenhaltige Getreide sowie reines Gluten.

Grundsätzlich in der Zutatenliste und neuerdings auch in Fettdruck zu kennzeichnen sind: Ei, Erdnuss, Fisch, glutenhaltiges Getreide (inkl. Hafer), Krebse, Lupine, Milch einschließlich Laktose, Schalenfrüchte (Nüsse, Mandeln aller Art), Schwefeldioxid und Sulfite, Sellerie, Senf, Sesam, Soja, Weichtiere sowie aus den genannten Lebensmitteln hergestellte Erzeugnisse.

Was die Allergen-Kennzeichnungspflicht bringt

Auf den ersten Blick bringt die neue Kennzeichnungsverordnung für Zöliakie-Betroffene ausschließlich Vorteile. Können wir jetzt doch endlich alleine anhand der Zutatenliste entscheiden, ob ein Produkt in unserem Einkaufswagen landet oder nicht. Leider gibt es aber auch negative Auswirkungen:

Mühseliges Entziffern: Die Zutatenlisten der Lebensmittel sind um einiges länger geworden und häufig in extrem kleiner Schrift aufgedruckt. Das Entziffern ist langwierig und mühsam, der Einkauf ist viel zeitaufwendiger als zuvor. Nur wenige Einkaufsketten haben bereits Lupen am Einkaufswagen, damit ihre Kunden die Zutatenlisten besser lesen können.

Auch winzige Mengen werden genannt: Die Allergene werden oft in Klammern nach der entsprechenden Zutat genannt, deren Bestandteil sie sind – z. B. Aroma (Milch). Bei einer Laktose-Intoleranz ist diese Menge an Milch jedoch überhaupt nicht beschwerdeauslösend. Der Betroffene verzichtet damit auf mehr Lebensmittel, als eigentlich erforderlich.

Harmloser Glukosesirup: Verzuckerungsprodukte von Weizen, z. B. Traubenzucker, Glukosesirup oder Maltodextrine haben keine schädigende Wirkung auf die Darmschleimhaut mehr. Laut einer nachträglichen Änderung der Verordnung muss der Weizen als Ursprungsprodukt hier auch nicht mehr genannt werden. Trotzdem gibt es in vielen Zutatenlisten den Hinweis Glukosesirup (aus Weizen), was bei Zöliakie-Betroffenen zu Verwirrung führt.

Hydrolisiertes Weizeneiweiß: Insbesondere bei Suppenpulvern und anderen Produkten mit der Zutat Würze oder auch Sojasauce taucht der Begriff hydrolisiertes Weizeneiweiß auf. Hier handelt es sich um ein zerlegtes Eiweiß, welches der Körper nicht mehr erkennt. Es ist zwar eher unwahrscheinlich, dass diese Eiweißbruchstücke bei Zöliakie-Betroffenen schädlich sind. Lassen Sie diese Produkte trotzdem besser weg.

Lebensmittel mit langer Haltbarkeit: Im Handel sind nach wie vor Produkte erhältlich, die nach der alten Verordnung deklariert sind. Es gibt zwar wenig Lebensmittel, die vor dem 25.11.05 hergestellt und verpackt wurden und so lange haltbar sind, jedoch können diese bis zum vollständigen Abverkauf auch mit der alten Deklaration verkauft werden. Nach diesen alten Vorschriften kann sich Gluten hinter vielen Dingen für den Verbraucher unkenntlich machen. Es ist allerdings nicht immer deutlich zu sehen, ob nach alter oder neuer Verordnung beschriftet wurde.

Vorsicht bei Importprodukten: Importierte Lebensmittel aus Ländern, die nicht der EU angehören, werden häufig unklar deklariert. Hier müssen Sie besonders vorsichtig bei der Auswahl sein und evtl. auch einmal die englische Kennzeichnung unter die Lupe nehmen, da sich bei den Übersetzungen bereits Fehler einschleichen können. Beachten Sie auch, dass gerade diese importierten Produkte Gluten enthalten können, auch wenn nach der deutschen Auffassung keine glutenhaltigen Zutaten zu erwarten sind.

... kann Spuren von Gluten enthalten: Kann der Produzent eines Lebensmittels nicht klar ausschließen, dass es bei der Produktion zu einer Vermischung mit glutenhaltigen Zutaten kommen könnte, ist ein Warnhinweis im Anschluss an die Zutatenliste aufgedruckt: »Kann Spuren

49

von Gluten enthalten«. Auch wenn letztlich gar kein Gluten enthalten ist, liegt das Risiko, Produkte mit diesem Hinweis zu verwenden, dann alleine beim Verbraucher. Zur Absicherung gibt es diese Warnhinweise auf die verschiedensten Allergene auf immer mehr Lebensmitteln, da die meisten Betriebe in anderen Rezepturen z.B. glutenhaltige Zutaten verwenden. So ist kaum mehr eine Schokolade ohne Gluten-Warnung zu finden. Bei Eintopf-Gerichten aus Konserven, die früher eine glutenfreie Zusammensetzung hatten, habe ich mit Staunen die Zutat Weizenmehl ... entdeckt *nach* dem Salz. Das bedeutet, dass die Firmen keinen Warnhinweis aufdrucken wollten und von daher ihrem Produkt unnötigerweise Mehl in kleinsten Mengen zusetzen. Im Übrigen ist der Warnhinweis auf mögliche Spuren eines Allergens nicht gesetzlich verpflichtend vorgesehen, er wird vorsorglich zur Absicherung der Betriebe aufgedruckt, die keine kostenaufwändige Glutenanalysen durchführen lassen.

Die Diätverordnung ist aktuell in die Diskussion geraten. Ob es in wenigen Jahren noch spezielle »diätetische glutenfreie« Lebensmittel geben wird, ist ungewiss.

Richtig einkaufen

Hilfreich zur Lebensmittel-Auswahl sind weiterhin die ausführlichen Listen der Deutschen Zöliakie-Gesellschaft e.V. (DZG). Hier werden Produkte, die der Hersteller auf Nachfrage als »glutenfrei zusammengesetzt« genannt hat, mit genauer Bezeichnung aufgeführt. Allerdings kann man auch auf Lebensmitteln aus den DZG-Listen den Hinweis auf eine mögliche Spuren-Verunreinigung finden. Als Listen-Anhang wird auf Anmerkungen solcher Firmen hingewiesen. Es gibt Listen für Lebensmittel, aber auch für Arzneimittel, Nahrungsergänzungsmittel und Zahn- und Körperpflegeprodukte.

Die einzelnen Aufstellungen sind mittlerweile sehr umfangreich und eignen sich nicht so gut zum Mitnehmen in den Supermarkt. Ich kann mich aber bereits zu Hause beim Erstellen des Einkaufszettels mit den entsprechenden Listen auseinandersetzen und Firmen auswählen, die in der Positiv-Liste genannt sind. Wird z.B. ein Ketchup benötigt, werde ich in Klammern zwei bis drei relevante Marken-Produkte schreiben, die ich dann schnell beim Einkauf finden kann.

Praxis

Eine echte Erleichterung sind die Daten der DZG-Listen zur Speicherung im Handy oder übers Internet abrufbar (unter www.dzgmobile.de). Ein kontrollierender Blick auf die Zutatenliste des Produktes ist trotzdem immer ratsam, da Rezepturen auch mal geändert werden können.

Glutenfrei zusammengesetzt ist nicht »glutenfrei«

Auch wenn die Kennzeichnungspflicht für zugesetztes Gluten mittlerweile fast überall korrekt umgesetzt wird, bedeutet glutenfrei zusammengesetzt bei weitem nicht immer, dass das Produkt bei einer Gluten-Analyse-Kontrolle tatsächlich auch den Richtlinien der Verordnung für glutenfreie Lebensmittel entsprechen würde. »Glutenfrei nach Zutatenliste« entspricht daher durchaus nicht der speziellen Kennzeichnung.

Eine entsprechende EU-Verordnung gibt es seit Januar 2009. Diese muss seit Januar 2012 von allen Lebensmittelherstellern umgesetzt sein. Die EU-Verordnung besagt genau, unter welchen Voraussetzungen ein Lebensmittel als »glutenfrei« in Wort oder Bild (Zeichen der durchgestrichenen Weizenähre) gekennzeichnet werden darf. Die EU-Verordnung basiert auf der Richtlinie des Codex alimentarius, einer Richtlinie, die von den Gesundheitsorganisationen WHO und FAO aufgesetzt und für glutenfreie Lebensmittel im Juni 2008 aktualisiert wurde.

Die wichtigsten Punkte der EU-Verordnung:

- Lebensmittel dürfen dann als glutenfrei gekennzeichnet sein, wenn sie nachweislich nicht mehr als 20 ppm Gluten (2 mg/100 g) enthalten.
- Dieser Grenzwert gilt für speziell hergestellte Diät-Produkte wie auch für Lebensmittel »des allgemeinen Verzehrs«, also z. B. einen herkömmlichen Tomaten-Ketchup.
- Ausschließlich für diätetische Produkte gibt es darüber hinaus noch eine Kennzeichnung »sehr geringer Glutengehalt«, wenn das Lebensmittel nicht mehr als 100 ppm (10 mg/100 g) an Gluten enthält. Ich habe allerdings noch kein derart deklariertes Produkt im Handel gefunden.
- Hafer ist laut dieser Verordnung zugelassen, wenn eine Kontamination durch Weizen, Roggen, Gerste oder ihren Kreuzungen ausgeschlossen ist; der Glutengehalt dieses Hafers darf höchstens 20 mg/kg (20 ppm) enthalten.
- Die Kennzeichnung »glutenfrei« oder »sehr geringer Glutengehalt« muss in der Nähe des Produktnamens angebracht sein.

▼ Das Foto macht deutlich, wie klein die Restmenge an Gluten höchstens sein darf. Hier 10 mg auf 500 g Mehl (die übliche Mehlmenge für einen Brotlaib).

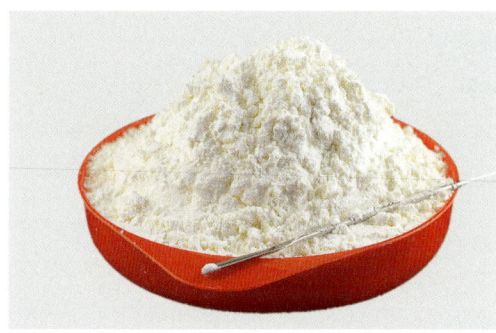

51

In der Praxis sieht es dennoch oft anders aus: das Wort »glutenfrei« ist immer klar und deutlich auf diätetischen Lebensmitteln zu finden. Oft wird es auch auf Lebensmitteln des allgemeinen Verzehrs klar und deutlich erkennbar aufgedruckt – zuweilen versteckt sich dieser Hinweis aber auch z. B. in der Nährwertkennzeichnung oder im aufgedruckten Werbetext und ist schwer zu finden. Häufig finden sich widersprüchliche oder verwirrende Angaben auf den Packungen so wie in den folgenden Beispielen.

Die Allergen-Kennzeichnungsverordnung und auch Verordnung für die Kennzeichnung von glutenfreien Lebensmitteln gelten nach wie vor nur für verpackte Lebensmittel. Eine entsprechend gültige Verordnung für lose abgegebene Waren wie Wurstwaren, Speiseeis oder ganzen Menüs in Restaurants, Krankenhäusern, Kantinen oder bei der Verpflegung in Heimen und Tageseinrichtungen wird derzeit forciert, ist jedoch noch nicht zum Abschluss gekommen.

Das Glutenfrei-Logo

Lebensmittel, die speziell für Zöliakie-Betroffene hergestellt werden, unterliegen einer besonderen Sorgfaltspflicht bei der Produktion und einer gesonderten Kennzeichnung. Sie gehören derzeit noch zu den diätetischen Lebensmitteln und tragen entsprechende Hinweise auf die Eignung zur Verwendung bei Zöliakie. Häufig finden wir das Symbol der durchgestrichenen Weizenähre auf der Verpackung.

Die durchgestrichene Weizenähre als international bekanntes Symbol für glutenfreie Lebensmittel ist ein eingetragenes Warenzeichen der Zöliakie-Gesellschaften. Um dieses Symbol auf Produkten zu verwenden, muss der Hersteller einen Lizenzvertrag mit der Zöliakie-Gesellschaft abschließen. Die ZGs verlangen damit nicht nur eine Lizenzgebühr, sondern auch den regelmäßigen analytischen Nachweis über die Glutenfreiheit des entsprechenden Produktes. Der Betroffene ist somit auf der sicheren Seite, wenn er Lebensmittel mit diesem Symbol bevorzugt einkauft.

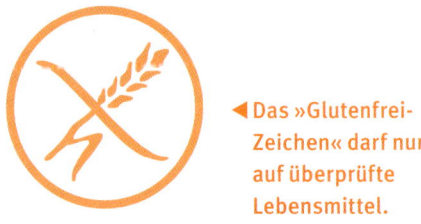

◀ Das »Glutenfrei-Zeichen« darf nur auf überprüfte Lebensmittel.

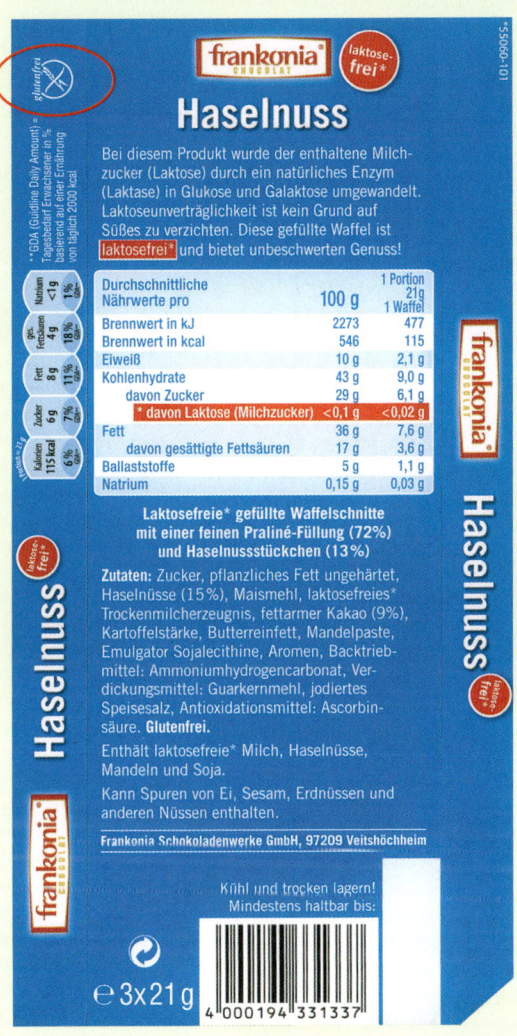

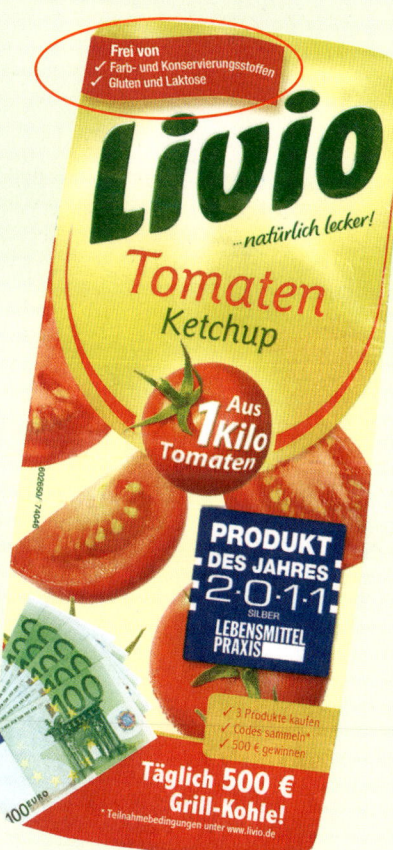

▼ Gut sichtbarer Hinweis in der Nähe des Produktnamens.

▲ Ein kontrolliert glutenfreies Produkt mit dem Linzenzzeichen der DZG – jedoch getrennt vom deutlichen Hinweis auf die Laktose-Freiheit.

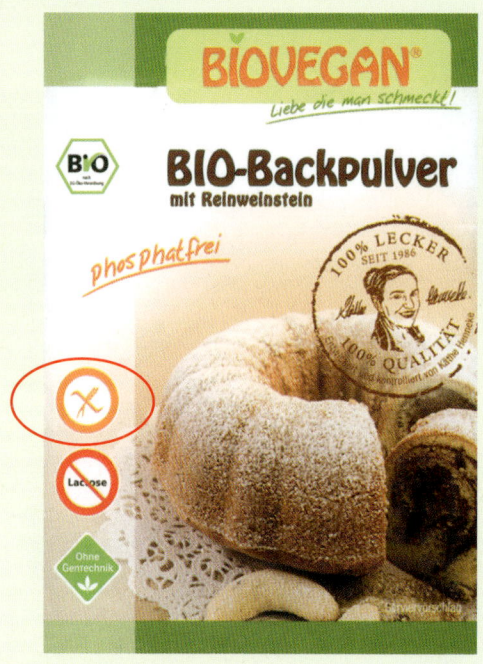

▲ Deutliche Kennzeichnung mit der durchgestrichenen Weizenähre.

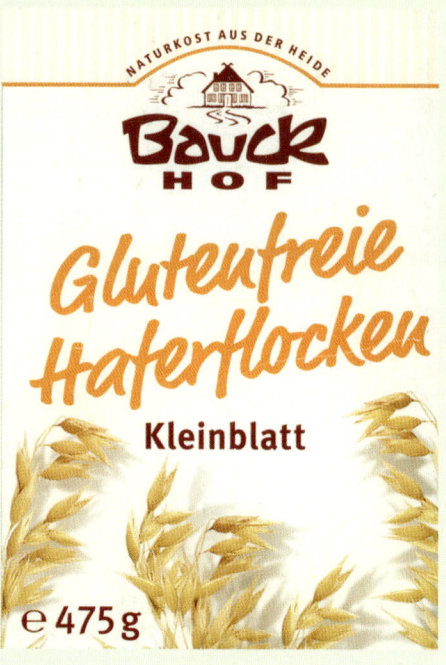

▲ Haferflocken – frei von Weizen-, Roggen-
und Gersten-Gluten

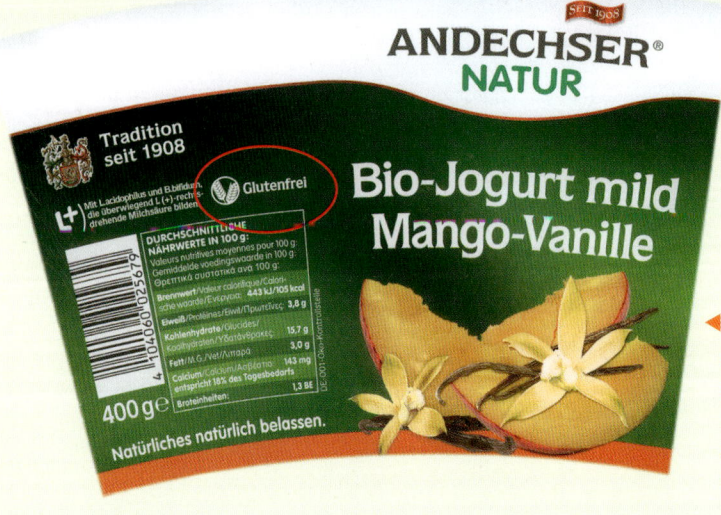

◀ Der Bio-Joghurt ist
glutenfrei im Wort
gekennzeichnet,
es handelt sich
aber nicht um das
Original-Symbol.

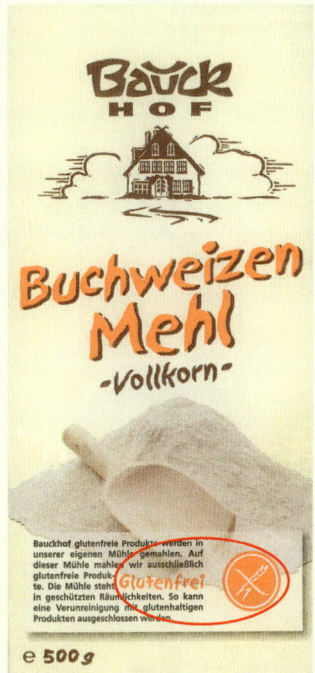

▲ Gerade bei Buchweizen-
mehl bitte auf die Kenn-
zeichnung »glutenfrei«
achten!

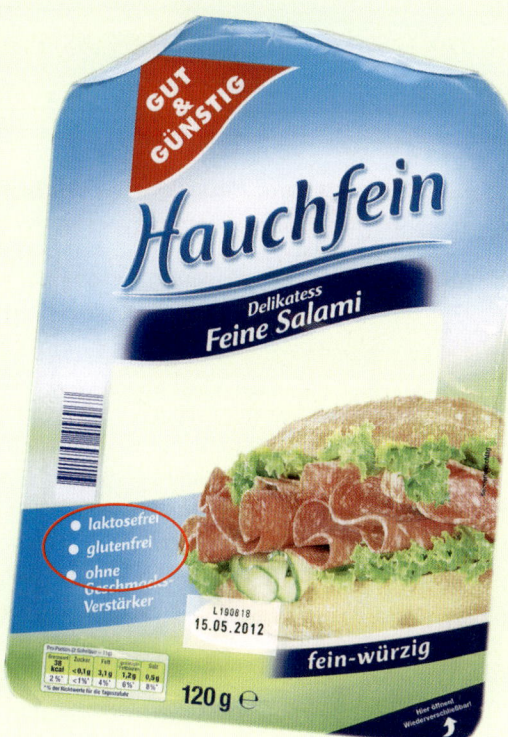

▲ Immer mehr Wurst-Produkte, auch
Eigenmarken der Supermärkte sind
klar gekennzeichnet.

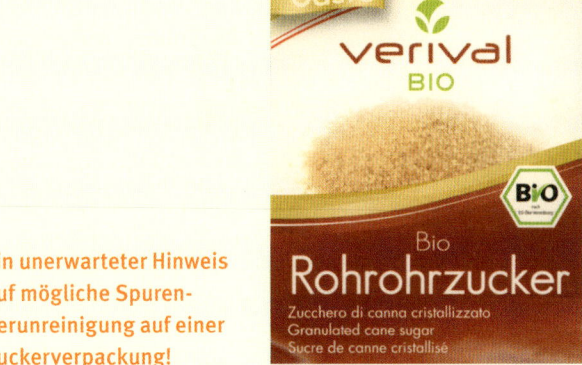

▶ Ein unerwarteter Hinweis
auf mögliche Spuren-
Verunreinigung auf einer
Zuckerverpackung!

Was kann ich jetzt noch essen?

Bei all diesen Verordnungen und Vorschriften schwirrt einem leicht der Kopf und Sie fragen sich möglicherweise, was Sie denn nun noch bedenkenlos essen dürfen. Zunächst einmal deshalb eine Auflistung von natürlichen, unverarbeiteten Lebensmitteln, die Sie unbedenklich einkaufen und verzehren dürfen.

Das Kochen und Backen mit natürlichen Lebensmitteln ist nicht nur sicherer für die Einhaltung der glutenfreien Ernährung, sondern letztlich auch gesünder. Entschließen Sie sich, selbst zu backen, werden zahlreiche Zusatzstoffe vermieden, die viele Fertigprodukte erst schön und lange haltbar machen. Wer weiß, vielleicht werden Sie auf diesem Wege noch zum Koch- und Backprofi in eigener Sache und entdecken ganz neue Talente. Sicher!

TIPP

Kindern beibringen, was glutenfrei ist

Um sich Ihrem Kind oder auch sich selbst immer wieder zu verdeutlichen, wie groß die Auswahl an naturbelassenen Lebensmitteln für Sie ist, fertigen Sie am besten ein Plakat oder eine Liste auf einem großen Bogen grünem Papier an, auf dem Sie alle unbedenklichen Dinge, die Sie auch gerne essen und gut vertragen, detailliert aufführen – am besten als Bildcollage. So lernen auch die ganz Kleinen schnell, was sie trotz ihrer Zöliakie noch alles essen dürfen. Nicht nur den Oberbegriff der jeweiligen Produkt-Gruppe, z. B. Obst auflisten, sondern alle Lieblingssorten einzeln nennen.

Auf einen Blick – von Natur aus glutenfreie Nahrungsmittel

Lebensmittelgruppe	Welche Lebensmittel kein Gluten enthalten
Nährmittel	Reis, Mais, Hirse, Teff, Buchweizen, Quinoa, Amaranth (im ganzen Korn) Kartoffeln, Soja, Tapioka, Sago, Sorghum
Saaten und Nüsse	Sonnenblumenkerne, Sesam, Leinsamen, Kürbiskerne, Mohn, Nüsse, Mandeln
Fleisch, Geflügel, Eier	alle Sorten, unzubereitet
Fisch, Krusten- und Schalentiere	alle Sorten, unzubereitet
Milch und Milchprodukte	»natur«: Joghurt, Dickmilch, Sahne, Schmand, Kefir, Buttermilch, Quark sowie Naturkäsesorten mit unbemehlter Rinde: Gouda, Edamer, Emmentaler, Tilsiter
Speisefette	Butter, Butterschmalz, Margarine, Speiseöl (Ausnahme: kalt gepresstes Weizenkeimöl), Kokosfett
Gemüse	alle Sorten roh oder »natur tiefgekühlt« ohne Gewürzzubereitungen und Saucen
Obst	alle Sorten roh oder »natur tiefgekühlt«
Süßungsmittel	Raffinierter Zucker, Honig, Sirup, Marmelade
Gewürze und Kräuter	Einzelgewürze, frische, tiefgekühlte oder getrocknete Kräuter und Salz
Backhefe	frisch als Hefewürfel
Getränke	Bohnenkaffee, Tee (nicht aromatisiert), Kakaopulver, Fruchtsäfte, Mineral- und Tafelwasser, Wein, klare Spirituosen

Mithilfe des TRIAS-Kochbuchs »Köstlich essen bei Zöliakie« (S. 98) lassen sich zahlreiche leckere Dinge aus den geeigneten Naturprodukten zaubern. Für viele ist das Kochen mit unverarbeiteten Lebensmitteln eine Umstellung. Viel zu häufig greifen wir heutzutage auf Fertig- und Halbfertigprodukte zurück und haben vielleicht ganz vergessen, dass eine Tomatensauce auch selbst aus frischen Tomaten hergestellt werden kann. Lassen Sie sich von den zahlreichen Rezepten inspirieren, stöbern Sie in eigenen Kochbüchern und Rezeptsammlungen und werden Sie kreativ! Besonderen Spaß macht auch das Ausprobieren und der Austausch glutenfreier Rezepte zusammen mit anderen Betroffenen. Informative Backkurse werden z. B. von der regionalen Kontaktperson der DZG oder der Volkshochschule angeboten.

Glutenfreie Back- und Teigwaren

Zum Austausch der gewohnten Brot- und Gebäcksorten gibt es eine immer größer werdende Anzahl speziell glutenfrei hergestellter Back- und Teigwaren. Das Angebot ist sehr reichhaltig, so dass für jeden Geschmack etwas dabei ist. Es umfasst zahlreiche Brot- und Brötchensorten, Croissants, Kleingebäck, Kuchen, Kekse, Pizzaböden, Pasteten, Nudeln und Nudelfertiggerichte in jeder nur möglichen Variante. Sogar glutenfreies Bier ist in mehreren Sorten zu haben. Glutenfreie Diätprodukte in Vollkorn- und Bio-Qualität sind durchaus nicht mehr die Ausnahme.

TIPP

Kinder immer mal wieder verschiedene Produkte ausprobieren lassen

Ist die Qualität der diätetischen Lebensmittel auch durchgängig hoch, gibt es doch sehr große Unterschiede im Geschmack. Selten schmeckt es genau gleich wie das entsprechende Weizenprodukt – Äpfel schmecken ja auch nicht nach Birnen. Gerade für betroffene Kinder lohnt sich in Abständen das Ausprobieren weiterer Produkte, weil sich der Kindergeschmack noch häufig ändert. Nutzen Sie die Verkostungs-Gelegenheit auf Info-Veranstaltungen der DZG mit Produkt-Ausstellungen.

Für das problemlose Backen glutenfreier Backwaren gibt es viele Mehlmischungen, teils bereits mit Geschmackszutaten und Backtriebmittel versehen, teils pur, ähnlich dem herkömmlichen Weizenmehl. Achten Sie darauf, dass Sie für die Mehlmischung, die Sie verwenden, die vom Hersteller bereitgestellten Rezepte einsetzen, um auch wirklich einen Backerfolg zu haben. Die Anzahl der Hersteller glutenfreier Lebensmittel wächst immer noch. War es vor einigen Jahren noch problematisch, an die Lebensmittel zu kommen, ist auch der Einkauf dieser Dinge immer einfacher geworden. Schaffen Sie sich am besten glutenfreie Koch- und Backbücher an. Gute Tipps für Standardrezepte ohne Fertigprodukte finden Sie in meinem Buch »Köstlich essen bei Zöliakie« (S. 98).

Viele Hersteller bieten die Möglichkeit des direkten Versandes ihrer Produkte. Sie können gezielt auswählen und einzelne Packungen der verschiedenen Produkte selbst zusammenstellen. Per Post oder Paketdienst werden die Päckchen innerhalb kürzester Frist an Sie direkt ausgeliefert. Somit ist es auch möglich, Frischbrote fertig zu beziehen, ohne einen langwierigen Zwischenhandel. Die Produktlisten, die oft mehr als 100 Artikel umfassen, mit genauen Angaben zur Zusammensetzung, finden Sie immer häufiger im Internet – meist ist eine Bestellung auf diesem Weg auch völlig unproblematisch möglich (S. 99).

Glutenfrei einkaufen

Im Reformhaus: Die Auswahl der speziellen Lebensmittel in Reformhäusern wird immer größer. Diese Spezial-Geschäfte für gesunde Lebensmittel bieten neben mehreren Regalmetern Produktauswahl auch häufig eine gute Beratung an. Eine große Anzahl der Reformhausmitarbeiter wird auf die speziellen Anforderungen einer glutenfreien Ernährung geschult und kann bei so mancher Frage weiterhelfen. Hin und wieder finden auch Verkostungsaktionen in den Geschäften statt. Nutzen Sie die Angebote und belohnen Sie so den Einsatz Ihres Reformhauses für unser Anliegen.

Im Supermarkt: Völlig unkompliziert ist der Einkauf glutenfreier Lebensmittel in einigen Supermärkten geworden. Selbst in manchen Tiefkühltruhen finden sich speziell hergestellte und gut gekennzeichnete glutenfreie Produkte. Natürlich handelt es sich hier immer um lang haltbare Lebensmittel, die den Frischekick vermissen lassen. Auch Beratung im Supermarkt ist meist nicht möglich. Trotzdem genießen viele Betroffene, dass sie endlich beim normalen Einkauf auch ihre speziellen glutenfreien Produkte mitnehmen können. Mit großer Selbstverständlichkeit wird in den wöchentlichen Werbeblättern dann auch immer mal auf Glutenfreies hingewiesen. Somit verbreitet sich auch das Wissen über die Existenz über diese Unverträglichkeit – Zöliakie und glutenfreie Produkte werden »normaler«.

Beim Bäcker: Hin und wieder gibt es in herkömmlichen Bäckereien das Angebot, ein- oder zweimal die Woche glutenfreie Frischbackwaren zu bestellen. Bitte erkundigen Sie sich hier genau über die Sorgfalt bei der Herstellung. Vielen Bäckern ist gar nicht klar, dass auch kleinste Glutenspuren und Mehlreste zu Schädigungen führen. Alleine der Mehlstaub in der Luft einer Bäckerei kann ausreichend sein, deutliche Spuren auf den Backwaren zu hinterlassen. Ist auch an die Tische, die Formen, die Arbeitskleidung gedacht? Ich sehe das sicher gut gemeinte Angebot der Bäckereien sehr kritisch und werde auch häufig von Betroffenen, die einmal in diesem Beruf gearbeitet haben, in meiner Vorsicht bestärkt.

Glutenfreie Produkte sind oft teurer

Die Preise der speziell hergestellten glutenfreien Lebensmittel sind häufig um einiges höher als bei vergleichbaren glutenhaltigen Produkten. Zum einen erfordert die Herstellung eine sehr viel größere Sorgfaltspflicht mit regelmäßig kontrollierenden Untersuchungen, zum anderen wird das Angebot einer vergleichsweise kleinen Gruppe zur Verfügung gestellt. Der Aufwand für Entwicklung, Produktion und stetige Kontrolle sowie erhöhte Serviceleistungen für Sie als Verbraucher schlagen sich auch auf den Preis nieder.

Mehrkosten für glutenfreie Ernährung werden selten ausgeglichen. Lediglich Empfänger von Sozial-Leistungen können einen Sonderbetrag geltend machen. Nähere Hinweise erhalten Sie bei der DZG.

Kochen und Backen

Bestimmt haben auch Sie Lieblingsrezepte, die von Natur aus glutenfrei zusammengesetzt sind. Einige Kuchenteige enthalten z. B. anstelle von Mehl gemahlene Nüsse oder Mandeln. So manches »Traditions-Familien-Geheim-Rezept« ist nach einem genauen Kontrollblick auch für die glutenfreie Ernährung tauglich oder es lässt sich einfach abwandeln.

Die Hersteller der speziellen glutenfreien Mehlmischungen bieten eine Vielzahl eigener erprobter Rezepte an. Auch die DZG stellt ihren Mitgliedern Rezepte zur Verfügung. In meinem Buch »Köstlich essen bei Zöliakie« habe ich besonders darauf geachtet, dass es sich um Zutaten handelt, die von Natur aus glutenfrei sind. Einige Rezeptvorschläge lassen sich auch in Kochbüchern für ausländische Spezialitäten finden, z. B. in der spanischen, mexikanischen oder asiatischen Küche. Bei vielen Zutaten müssen Sie aber vorab genau abklären, ob sie auch wirklich glutenfrei sind. Beispielsweise wird in der asiatischen Küche oft Sojasauce verwendet, die gerösteten oder fermentierten Weizen enthält, also glutenhaltig ist. Außerdem wird in der asiatischen Küche traditionell eine Mehlmischung unter dem Namen Tempuramehl eingesetzt, die Weizen enthält. Eine weitere Zutat, die beliebt in

der vegetarischen Küche ist, unter dem Namen Seitan bekannt, wird aus Weizen hergestellt und ist daher glutenhaltig.

Beim Backen sollten Sie die Zutaten ab jetzt immer auf Gluten überprüfen – Backpulver, Trockenhefe, Bio-Frischhefe, Glasuren, Tortenguss, Sahnestandmittel,

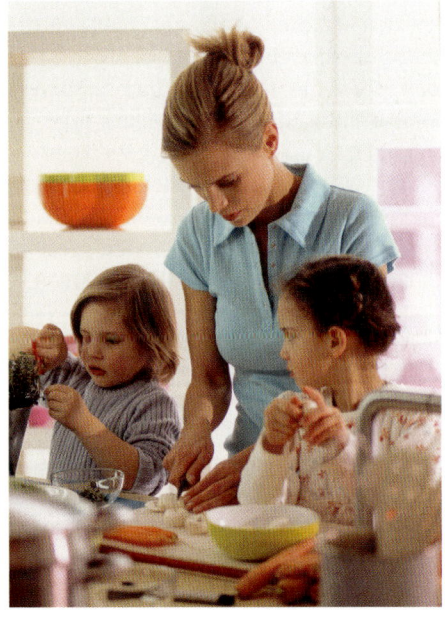

▶ Arbeitsflächen und Arbeitsgeräte wie Nudelholz, Kochlöffel, Backformen, Schneidebretter und alles, was nicht mit viel Wasser gründlich zu reinigen ist, können mit Gluten verunreinigt sein.

Vanillezucker, Schokostreusel, Deko-Zuckerartikel, Aromen könnten glutenhaltig sein. Bei Verwendung von glutenfreiem Getreide ganz genau darauf achten, dass keine anderen Körner dazwischen sind. Um schmackhaft zu würzen, dürfen Sie alle reinen Gewürze sowie reine Kräuter verwenden. Würzmischungen, Würzsaucen, Gewürzzubereitungen, Kräuteressi-ge, Senf, Ketchup und auch Currypulver können Gluten enthalten. Muskatnüsse werden in der Regel nicht bemehlt. Die weiße Schicht außen erhalten sie durch das Tauchen in Kalkmilch als Schutz gegen Insekten. Überprüfen Sie vor dem Anschalten des Herdes, ob Sie die notwendige Auswahl an sicher glutenfreien Zutaten im Schrank haben.

Wie Sie Ihre Küche glutenfrei halten

In der eigenen Küche besteht die Gefahr, dass Ihre Lebensmittel beim Kochen und Backen mit herkömmlichem Mehl in Berührung kommen. Kritisch sind Arbeitsflächen und Arbeitsgeräte wie Nudelholz, Kochlöffel, Schneidebretter und alles, was nicht mit viel Wasser gründlich zu reinigen ist. Sie benötigen Arbeitsgeräte, die ausschließlich zur Herstellung glutenfreier Dinge genutzt werden, sofern Sie auch weiterhin in Ihrem Haushalt Weizenmehl verarbeiten.

Praxis

Sie merken bereits, dass jeder Haushalt seine ganz eigenen Fallen hat, die die glutenfreie Ernährung gefährden könnten. Seien Sie selbstkritisch und schaffen Sie diese Fallen von Anfang an konsequent aus der Welt. Gerade in den eigenen vier Wänden sollten sich Zöliakie-Betroffene sicher fühlen können und nicht bei jedem Griff in den Kühlschrank fürchten müssen, etwas Ungeeignetes zu erwischen.

Aus genau diesem Grund backe und koche ich persönlich ausschließlich mit glutenfreien Mehlen und Zutaten. Der Rest meiner Familie, der nicht von Zöliakie betroffen ist, bekommt natürlich glutenhaltiges Brot, glutenhaltige Nudeln und andere fertige Lebensmittel. Aber selbstgebackene Pizza, Kuchen oder Weihnachtsplätzchen gibt es bei uns nur glutenfrei. Meinen Kindern schmeckt es und meistens fällt es unseren Gästen gar nicht auf.

Gehen Sie überhaupt einmal mit geschärftem Blick durch Ihren Küchen- und Ess-Alltag. Eine besondere Rolle spielen Toaster und Handrührgerät. Der Krümelalarm im Toaster ist wirklich so gravierend, dass Sie sich ein eigenes Gerät oder zumindest eine eigene Seite sichern sollten. Kennzeichnen Sie sich Ihre Toaster-Seite mit einem Klebepunkt, damit auch kleinere Familienmitglieder genau Bescheid wissen. Neuerdings gibt es auch Silikontaschen für Toastbrot. Damit ist das gefahrlose Rösten auch in »glutenverseuchten« Geräten möglich.

Soforthilfe »indoor«

Dass Sie Brot und Backwaren aus Weizen und andere glutenhaltige Getreide gegen glutenfreie Backwaren austauschen, ist logisch. Auch dass Sie Ihre Lebensmittel-Vorräte in Küche und Kühlschrank anhand der aufgeführten Zutaten-Liste überprüfen. Aber hätten Sie auch daran gedacht, Ihr Back-Equipment zu scannen? Gehen Sie jetzt die Checkliste Schritt für Schritt durch!

Glutenhaltige Lebensmittel sollten Sie immer deutlich kennzeichnen (z. B. mit roten Klebepunkten) und dem Rest der Familie auftischen oder verschenken. Unsicher, ob ein Produkt verwendbar ist oder nicht? In der Liste der DZG nachschlagen oder bei weiterem Zweifel nicht essen. Für glutenhaltige Koch- und Backzutaten, die Sie bislang immer verwendet haben, einen glutenfreien Ersatz suchen. Möglichkeiten: Durchforsten der DZG-Listen oder des Einkaufsführers »Sicher glutenfrei einkaufen« und Prüfen der Zutatenlisten von Produkten direkt am Supermarktregal.

Küchen- und Esstisch-Hygiene

Wo bestehen in Ihrem Haushalt Risiken der Verunreinigung mit glutenhaltigen Produkten? Beispiel: Wie werden Brotaufstriche der Verpackung entnommen? Können glutenhaltige Krümel hineingelangen? Verwenden Sie ab sofort Buttermesser und Marmeladenlöffel.

Brotschneide-Maschine: Wenn Schneidemesser komplett abgelöst und gründlich nass zu reinigen sind, können Sie sie weiterverwenden, aber nach jedem glutenhaltigen Gebrauch sofort reinigen. Evtl. glutenhaltiges Brot geschnitten einkaufen.

Toaster: Schaffen Sie sich ein eigenes Gerät an, das Sie ausschließlich glutenfrei nutzen. Oder Sie säubern den bereits vorhandenen Toaster gründlich und kennzeichnen eine Seite oder verwenden Toasttaschen.

Waffeleisen: Es gibt Waffeleisen mit herausnehmbaren spülfesten Backplatten.

Brotkorb: Immer zwei getrennte Brotkörbe verwenden; jeweils mit einem frischen Küchenkrepp auslegen.

Backformen: Bitte grundsätzlich mit Backpapier auslegen!

Holzkochlöffel: Austauschen, am besten gegen Silikonutensilien, die in der Spülmaschine zu reinigen sind.

Töpfe und Pfannen: Können in der Regel weiterverwendet werden, gründlich spülen.

Rührschüsseln: Metall, Glas oder Kunststoff mit weitgehend unbeschädigter Oberfläche weiterverwenden.

Handrührgerät: Auch von unten und in den Lüftungsschlitzen auf Mehlstaub kontrollieren.

Backpinsel: Aus Borsten austauschen, aus Silikon: in der Spülmaschine reinigen und weiterverwenden.

Nudelholz: Aus Holz austauschen oder jedes Mal mit einem Baumwollüberzug verwenden; aus Kunststoff oder teflonbeschichtet gründlich waschen und weiterverwenden.

Brot-Backautomat: Bei weitgehend unbenutzter Backform mit unversehrter Beschichtung weiterverwenden; ansonsten für glutenfreies Backen eine extra Form anschaffen.

Backbrett: Eigenes Backbrett zum Kneten glutenfreier Teige anschaffen und ausschließlich »glutenfrei« nutzen.

Stein-Backofen: Extra Schamott-Steinplatte in den Ofen einlegen, wenn Brote, Pizza oder Flammkuchen glutenfrei darauf gebacken werden sollen.

Getreidemühle oder Flockenpresse: Mühlen mit Steinmahlwerken müssen glutenfrei eingemahlen sein – bei Bestellung dem Hersteller mitteilen.

Mühlen und Flockenpresse mit zerlegbaren Stahl-Mahlwerken können gut gereinigt weiter verwendet werden.

Zusätzliche Tests

Zunächst einmal erwarten Sie vom Arzt eine sichere und klare Diagnose der Zöliakie. Außerdem ist es sehr sinnvoll, nach zusätzlichen Unverträglichkeiten, wie z. B. der häufig parallel auftretenden Laktose-Intoleranz sowie einer etwaigen Fruchtzuckermalabsorption mithilfe eines H_2-Atemtests zu suchen.

Diese genannten Unverträglichkeiten führen zwar nicht zu Schäden an der Darmschleimhaut wie Gluten, können jedoch ganz ähnliche Symptome wie die einer Zöliakie auslösen: in erster Linie Blähungen, Bauchschmerzen und Durchfall. Werden bei Ihnen zusätzliche Unverträglichkeiten gefunden und bei der Ernährungszusammenstellung entsprechend berücksichtigt, geht es Ihnen sehr viel schneller wieder besser. Die Testungen sind einfach von jedem Arzt durchzuführen.

Die einzige wirksame Behandlung bei Zöliakie ist die glutenfreie Ernährung. Sie müssen das schädigende Getreideeiweiß konsequent und dauerhaft aus Ihrem Speiseplan verbannen. Ist das der Fall, regeneriert sich die Darmschleimhaut bei nahezu jedem Betroffenen. Das heißt, die Darmzotten wachsen wieder, Entzündungszellen werden weniger und auch die Antikörperwerte sind nach einiger Zeit nicht mehr erhöht. Trotzdem sollte bei Bedarf auch nach zusätzlichen Unverträglichkeiten gefahndet werden.

Was tun bei zusätzlicher Laktose-Intoleranz?

Laktose ist Milchzucker. Er kommt in allen tierischen Milchen (Kuhmilch, Ziegenmilch, Stutenmilch etc.) und auch in der menschlichen Muttermilch als einziges Kohlenhydrat vor. Dieser Milchzucker ist ein sogenannter Zweifachzucker (Disaccharid), der im Dünndarm in Einfachzucker gespalten werden muss, um durch die Darmwand ins Blut zu gelangen. Zur Spaltung wird ein Enzym – Lactase – benötigt, das aus dem Zweifachzucker zwei Einfachzucker, nämlich Glukose (Traubenzucker) und Galaktose (Schleimzucker) macht. Es gibt Menschen, die genetisch bedingt keine Lactase bilden können, bei einigen anderen sorgen Störungen in der Funktion der Dünndarmschleimhaut für die mangelnde Bildung des Enzyms. Die Zöliakie im akuten Stadium ist eine solche Störung.

Wird nun zu wenig Lactase zur Spaltung des Milchzuckers zur Verfügung gestellt, kann dieser nicht ausreichend geteilt werden und auch nicht die Darmwand passieren. Der ungespaltene Zucker wandert in den Dickdarm weiter. Die dort natürlich vorhandene Bakterienflora (Darmflora) verstoffwechselt die Laktose auf ihre Weise und bildet dabei Gase. Diese Gase verursachen zum Teil sehr heftige Blähungen, krampfartige Bauchschmerzen und Durchfälle, ganz wie die Zöliakie selbst. Ein Schaden an der Schleimhaut oder eine Beeinträchtigung der Darmflora findet jedoch nicht statt.

Auf was Sie zunächst verzichten sollten

Zunächst sollten Sie bei einer zusätzlich nachgewiesenen Laktose-Intoleranz auf ungesäuerte Milchprodukte verzichten (wie z. B. Trinkmilch und Sahne). Gesäuerte Milchprodukte wie Joghurt, Quark, Kefir, Buttermilch etc. werden in kleinen Mengen häufig vertragen – gut gereifter Käse und Butter machen bei einer Laktoseunverträglichkeit fast nie Probleme.

Zum Ersatz der unverträglichen Milchprodukte können Sie Sojadrink verwenden oder aber spezielle laktosefreie Milch, die mittlerweile in vielen Supermärkten sowie in Reformhäusern erhältlich ist.

Es gibt auch laktosefreie Milchmischgetränke, Sahne, Quark u.v.m. Außerdem kann das Lactase-Enzym als Kapsel, Pulver, Tablette oder Tropfen in der Apotheke gekauft und zu einer laktosehaltigen Mahlzeit eingenommen werden. Das ist eine gute Alternative, wenn Sie z. B. zu einer Kaffeetafel eingeladen sind. Sie müssen dann nur noch auf die Glutenfreiheit achten.

Langsam wieder Milchzucker integrieren

Nach einiger Zeit der glutenfreien Ernährung ist die Darmschleimhaut fast immer in der Lage, auch wieder Lactase zu bilden. Dazu muss dieses Enzym allerdings auch benötigt/»angefordert« werden. Sie sollten also langsam aufbauend wieder Milchprodukte mit einem höheren Laktosegehalt in Ihre Ernährung einbinden. Schritt für Schritt sollten dann wieder alle Milchprodukte möglich werden. Sind Sie allerdings älter als 40 Jahre, kann es bei einer eingeschränkten Milchzucker-Verträglichkeit bleiben. Mit steigendem Lebensalter wird von Natur aus weniger laktose-spaltendes Enzym auch in der Darmschleimhaut von Gesunden gebildet. Bei reinen Milchspeisen und Desserts bleibt daher die Auswahl an laktose- und gleichzeitig glutenfreien Produkten eine gute Alternative.

Was tun bei zusätzlicher Fruchtzuckermalabsorption?

Bei dieser zusätzlich zur Zöliakie auftretenden Unverträglichkeit handelt es sich nicht um die Stoffwechselkrankheit Fructose-Intoleranz! Die Fruchtzuckermalabsorption ist eine eigentlich harmlose Störung des Transportes von Fruchtzucker durch die Darmschleimhaut ins Blut. Bei vielen Menschen (in der Literatur zwischen 20 und 40 % der Gesamtbevölkerung) ist der Fruchtzuckertransport nur eingeschränkt möglich, obgleich diese keine Grunderkrankung aufweisen. Bei Zöliakie wird immer häufiger eine sekundäre Fruchtzuckermalabsorption festgestellt.

Fruchtzucker (Fruktose), der nicht durch die Darmschleimhaut gelangt, landet, wie bereits beim Milchzucker beschrieben,

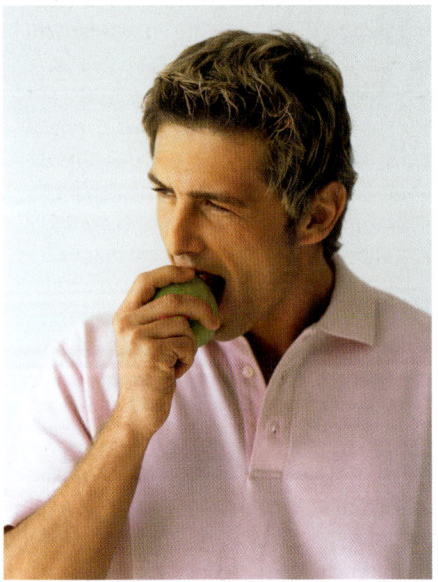

im Dickdarm und wird dort unter Gasbildung von Bakterien verarbeitet. Diese Gase führen zu heftigen Beschwerden, die denen einer Zöliakie sehr ähnlich sind. Ein Schleimhautschaden oder sonstige bleibende Veränderungen werden vom Fruchtzucker nicht verursacht.

Wie Sie freien Fruchtzucker meiden können

Um wieder schnell beschwerdefrei zu werden, sollten Sie darauf achten, Fruchtzucker, der in freier Form in Lebensmitteln vorkommt, zu meiden. Fruchtzucker, der an Traubenzucker gebunden ist, wie das in ausgewogenem Verhältnis bei herkömmlichem Zucker der Fall ist, wird gut vertragen. Traubenzucker (Glucose) schleust beim eigenen Transport die gleiche Menge Fruchtzucker durch die Darmschleimhaut. Deshalb ist es auch nicht erforderlich, alle Produkte, die Fruchtzucker enthalten, zu meiden. Wichtig ist der Gehalt an freiem Fruchtzucker sowie ähnlichen Zuckeraustauschstoffen, die auf gleichem Wege transportiert werden:

- Sorbit,
- Inulin,
- Mannit,
- Xylit,
- Oligofructose.

◀ **Äpfel und Birnen sowie Pflaumen und Mango führen oft zum typischen Beschwerdebild.**

TIPP

So bekommen Sie Ihre Beschwerden in den Griff

Nach gesicherter Diagnose einer Zöliakie und evtl. weiterer Unverträglichkeiten:

- Gleichen Sie nachgewiesene Nähr- und Wirkstoffmängel medikamentös aus.
- Stellen Sie konsequent auf glutenfreie Ernährung um. Dabei auf die Zusammensetzung verarbeiteter Lebensmittel achten und Kontaminations-

möglichkeiten im eigenen Haushalt ausschalten.
- Berücksichtigen Sie zusätzliche Unverträglichkeiten, wie Laktose-Intoleranz oder Fruchtzuckermalabsorption, entsprechend.
- Geben Sie Ihrem Körper Zeit, auf die Umstellung zu reagieren und zu regenerieren.

Diese Süßungsmittel werden oft in zahnschonenden Süßigkeiten (Bonbons und Kaugummi) verwendet sowie in einigen modernen Erfrischungsgetränken mit Fruchtnote. Oligofructose findet sich in präbiotischen Lebensmitteln (z. B. Milchprodukten wie Joghurt). Der Zusatz ist immer deklariert. Bei anhaltenden Beschwerden sollte auch die Zahnpasta kontrolliert werden. Weiterhin kommt freier Fruchtzucker in allen Siruparten, Honig und in Trockenfrüchten vor.

Natürlich enthalten alle Obstsorten Fruchtzucker. Trotzdem sind nur wenige

Sorten beschwerdeauslösend, da der Gehalt an freiem Fruchtzucker oder natürlichem Sorbit ausschlaggebend ist. Häufig führen Apfel und Birne sowie deren Säfte, Pflaume und Mango zum typischen Beschwerdebild. Bananen hingegen nur im sehr reifen Zustand. Andere Obstsorten werden gut vertragen, z. B. Beerenfrüchte, Mandarinen, Pfirsiche, Kirschen. Teils ist die Verträglichkeit mengenabhängig und kann durch die Zugabe von Traubenzucker zum Obst verbessert werden. Eine obst- oder zuckerfreie Diät ist also bei Fruktosemalabsorption auf keinen Fall erforderlich!

Checkliste

Folgende Checks sollten Sie anfangs in vier- bis sechswöchigem Abstand durchführen lassen. Blutuntersuchungen sollten Sie nach den ersten 3 Monaten glutenfreier Ernährung, dann nach 6 Monaten und

dauerhaft jährlich kontrollieren lassen. Kontroll-Biopsien sind nur bei unsicherer Diagnose oder plötzlich wieder auftretenden Beschwerden notwendig.

Halte ich meine glutenfreie Ernährung richtig ein?

	Check-Datum	Check-Datum	Check-Datum	Check-Datum
Haben meine Beschwerden nachgelassen?				
Sind komplett verschwunden.				
Haben deutlich nachgelassen, aber nicht vollständig.				
Treten immer mal wieder auf.				
Haben kaum/gar nicht nachgelassen.				
Besonders wichtig bei Kindern: Normalisieren sich Gewichtszunahme und Wachstum?				
Ja – Percentilen sind im (unteren) Normalbereich.				
Ja, aber sehr langsam.				
Nein, gleichbleibend oder eher schlechter.				
Sind die Speichereisen- und Hämoglobinwerte im Normalbereich?				
Ja – innerhalb kurzer Zeit und auch die Müdigkeit hat sehr nachgelassen.				
Speichereisen grenzwertig – Hb-Wert im unteren Normalbereich.				
Nein – gleichbleibend oder schlechter.				
Sind die Transglutaminase-Antikörperwerte (IgA / IgG) bei Nachuntersuchungen gesunken? (Gab es bei Diagnose keinen auffälligen Wert, ist diese Kontroll-Untersuchung ungeeignet und nicht erforderlich)?				
Sind im Normalbereich.				
Deutlich abgefallen seit der letzten Kontrolle.				
Keine Veränderung oder sogar ansteigender Wert.				
Zur Überprüfung der Resorptionsfähigkeit des Dünndarmes eignen sich bei nicht auswertbaren Antikörpern auch der D-Xylose-Test und die Untersuchung auf den Stuhlfettgehalt.				
Die Auswertung des D-Xylose-Testes war deutlich verbessert.				
Der Fettgehalt im Stuhl ist im Normalbereich.				
Es ist noch etwas Fett im Stuhlgang vorhanden.				
Es besteht nach wie vor eine ausgeprägte Steatorrhoe – ich muss weiterhin MCT-Fette essen.				

Auswertung der Checkliste

Alles in Ordnung, lassen Sie jedoch mit der Gründlichkeit in der Umsetzung der glutenfreien Ernährung nicht nach.

Sie sind auf dem richtigen Weg – evtl. haben Sie erst sehr kurze Zeit umgestellt und brauchen noch etwas Geduld. Überprüfen Sie sicherheitshalber noch einmal die eigenen Risiken für unbewusste Diätfehler und lassen Sie Nährstoffmängel medikamentös ausgleichen.

Anhaltende Beschwerden und sehr langsame Besserung der Kontrollwerte deuten auf Diätfehler hin. Bitte kontrollieren und korrigieren Sie: Essen Sie oder Ihr Kind häufig außer Haus? Sind die versorgenden Personen ausreichend aufgeklärt? Wird regelmäßig nachgefragt und überprüft?

Entweder sind massive Diätfehler der Grund für die ausbleibende Besserung oder die Diagnose ist nicht komplett (weitere Unverträglichkeiten müssen noch enttarnt werden). Evtl. handelt es sich auch um eine Fehldiagnose. Bitte umgehend mit dem Arzt und einer Ernährungsfachkraft in Kontakt treten!

Wenn Fettiges nicht gut vertragen wird

Gerade frisch diagnostizierte Zöliakie-Betroffene vertragen größere Mengen Fett nicht gut. Mayonnaisen, Frittiertes, Chips & Co. sind also ganz am Anfang der glutenfreien Ernährung gar nicht gut für den Darm. Liegt des Weiteren ein Fettstuhl (Steatorrhoe) vor, sollten Sie MCT-Fette einsetzen.

MCT-Fette sind auch mit einer angegriffenen Darmschleimhaut für den Körper leicht zu verwerten, während die Fettverdauung und Resorption ansonsten ziemlich kompliziert ist. Kann der Darm größere Mengen Fett nicht aufspalten und damit auch nicht resorbieren, wird dieses Fett mit dem Stuhl ausgeschieden. MCT-

Fette sind von Natur aus leicht verdaulich und z.B. in Butter enthalten. Sie werden zum diätetischen Einsatz jedoch auch als MCT-Margarine, MCT-Öl und weiteren Produkten wie Brotaufstrich, »Nuss Nou gat-Creme-Ersatz« oder Käse z.B. im Reformhaus oder Versandhandel angeboten. MCT-Fette eignen sich nicht zum starken Erhitzen, d.h. Backen, Braten oder auch Frittieren mit MCT-Margarine oder MCT-Öl ist nicht empfehlenswert. Das Spezialfett verbrennt zu schnell. Auch sollte MCT-Fett nicht gleich in großen Mengen gegessen werden. Von 10 g pro Tag können Sie die Menge langsam steigern. Parallel dazu sollten Sie glutenfreie fettarme Produkte verwenden.

Was tun bei Vitaminmangel?

Haben sich über den langen Weg bis zur Diagnosestellung der Zöliakie bei Ihnen gravierende Mängel an Vitaminen und Mineralstoffen eingestellt, sollten diese vom Arzt nachgewiesen und dann mit wirksamen Präparaten behoben werden. Es ist nicht sinnvoll, Multivitaminpräparate zu schlucken, solange Ihre Darmschleimhaut noch stark geschädigt ist, da diese dann nur schlecht oder gar nicht vom Körper ins Blut aufgenommen werden können.

Suchen Sie insbesondere nach Mängeln an Eisen, Kalzium, Vitamin B_{12}, die fettlöslichen Vitamine A, D, E und K sowie Folsäure und Zink. Manchmal ist es erforderlich, die fehlenden Mikronährstoffe per Injektion aufzufüllen. Über eine ausgewogene glutenfreie Ernährung können zwar der tägliche Bedarf gedeckt, nicht aber grobe Mängel ausgeglichen werden. Ein Kalziummangel wird übrigens nicht im Blut nachgewiesen, sondern über eine Knochendichtemessung. Bei Eisen sollte nicht nur der Hb-Wert kontrolliert werden, sondern auch das Speicher-Eisen (Ferritin).

Im Handel werden spezielle Ergänzungspräparate bei Zöliakie angeboten. Diese sind nur bei weitgehend regenerierter Schleimhaut und einseitiger Ernährung sinnvoll und ergänzen somit die glutenfreie Ernährungstherapie.

FAQs zur Therapie

Soll ich vorsichtshalber nicht bereits bei positivem Antikörpertest mit der Diät beginnen?

Nein, es ist sicherer, die Zöliakie klar und sicher festgestellt zu haben und dann erst mit der glutenfreien Ernährung zu starten.

Gibt es alternative Heilmethoden, z. B. die Vollwertkost nach Dr. Bruker oder die Löschung über die Bioresonanztherapie?

Trotz anders lautender Behauptungen verschiedener Außenseiter-Mediziner gibt es zurzeit keine Methode, die nachweislich zur Ausheilung der Zöliakie führt bzw. das Gluten verträglich macht.

Gibt es Medikamente, die anstelle der Diät helfen oder in Verbindung mit der glutenfreien Ernährung?

Bei starken Entzündungen der Dünndarmschleimhaut können vorübergehend cortisonhaltige Medikamente zum Einsatz kommen. Sie ersetzen jedoch nicht die glutenfreie Ernährung. Weiterhin kann die medikamentöse Behandlung von Mangelerscheinungen sinnvoll sein, jedoch auch nur begleitend zur Diät. Es gibt momentan keine Medikamente, welche die glutenfreie Ernährung ersetzen können.

Sind solche Medikamente in Entwicklung?

Es wird intensiv untersucht, ob Präparate, die das Gluten spalten, bevor es von der Darmschleimhaut erkannt wird und einen Schaden anrichten kann, praktikabel werden können. Das Wirkungsprinzip wäre ähnlich wie bei den laktosespaltenden Enzympräparaten, die es bereits für Milchzuckerunverträglichkeit gibt. Die Entwicklung ist jedoch noch lange nicht abgeschlossen.

Kann ich die Oblate zum Abendmahl oder der Kommunion in der Kirche einnehmen, ohne dass es zu Schäden kommt?

Die zu kirchlichen Anlässen verteilten Oblaten sind aus Weizenmehl hergestellt und damit glutenhaltig. Dieses immer wiederkehrende Risiko der minimalen Glutenbelastung halte ich nicht für empfehlenswert. Es gibt Hostienbäckereien, die glutenfreie Oblaten herstellen. Außerdem gibt es die Möglichkeit, anderes glutenfreies Waffelbrot in kleinen Stücken (ausgestochenen Scheiben) an die Sakristei zu geben. Dort kann es gesegnet werden und jeweils zur Messe dem Betroffenen gereicht werden. Das Erkennen dieser Kommunion fällt auch leichter als die entsprechende Extra-Oblate. Zur Weihnachtszeit können Sie sich mit glutenfreien Backoblaten eindecken.

Hin und wieder ein Brötchen ... das kann doch so schlimm nicht sein?

Nicht jeder Diätfehler löst erkennbare Symptome aus. Fälschlich glaubt man dann, der Körper habe den Fehler überhaupt nicht bemerkt. Allerdings ist das Immunsystem

71

ähnlich einer Registrierkasse. Auch kleine Fehler führen zur Bildung von Antikörpern, wenn sie sich immer wiederholen dann auch zu Schäden der Schleimhaut.

Heißt glutenfrei null Gluten?

Lebensmittel können von Natur aus glutenfrei sein und dann über Ernte, Transport, Verarbeitung, Verpackung und Lagerung mit Gluten verunreinigt werden. Lebensmittel des allgemeinen Verzehrs, die aus von Natur aus glutenfreien Rohstoffen zusammengesetzt sind, können erhebliche Kontaminationen an Gluten aufweisen. In der Zutatenliste dieser Lebensmittel wird jedoch Gluten nicht genannt. Der Hinweis auf mögliche Spuren von Gluten ist ein freiwilliger Hinweis der Hersteller.

Als glutenfrei gekennzeichnete Produkte (diätetische und nicht diätetische Lebensmittel) müssen regelmäßig kontrolliert werden. Hier gibt es gesetzlich festgelegte Grenzwerte, bis wann die Glutenfrei-Kennzeichnung erfolgen darf. Es ist also unrealistisch anzunehmen, dass eine glutenfreie Diät wirklich keine Gluten-Spuren beinhaltet. Diese sind nach Studien auch nicht bedenklich, wenn die tägliche Glutenaufnahme nicht mehr als 10 mg pro Tag ausmacht (andere Studien erwähnen 50 mg). Diese »Toleranzschwellen« sind sehr individuell und liegen auf jeden Fall weit unter den Werten, die mit einem einzigen Diätfehler (Brötchen) erreicht werden. Für uns Betroffene ist es am sichersten, von Natur aus glutenfreie Produkte mit speziell glutenfrei hergestellten Lebensmitteln zu ergänzen. Hier gibt es regelmäßige Kontrollen.

Gibt es Toleranzgrenzen?

Kein Mediziner würde zurzeit eine Zahl angeben, wenn Sie ihn nach einer Verträglichkeit von Glutenspuren fragen. Allerdings hat man festgestellt, dass winzige Glutenmengen (pro Tag 30–50 mg) tatsächlich bei vielen Betroffenen verträglich sind und keine Veränderungen an der Schleimhaut sichtbar machen. Das entspricht ungefähr den Belastungen, die eine sicher eingehaltene glutenfreie Ernährung beinhaltet, wenn auch Fertigprodukte mitverwendet werden (Spuren von Gluten infolge Kontamination). Achtung: Einige Betroffene reagieren aber auch auf diese Spuren!

Wie viel Gluten enthält denn so ein normales Brötchen?

30–60 % des Getreideeiweiß ist Gluten. Je nachdem, ob es sich um kleberstarkes oder kleberschwaches Mehl handelt, enthält ein Brötchen im Durchschnitt 1,5 g Gluten.

Wie hoch ist die übliche Tagesdosis von Gluten bei normaler mitteleuropäischer Ernährung?

Je nach Alter zwischen 5 und 15 g Gluten werden pro Tag gegessen. Danach orientiert sich auch die Glutenzufuhr bei Belastungstests.

Wie gefährlich sind vereinzelte Diätfehler?

Die Gefahr einzeln auftretender Diätfehler für die Darmschleimhaut ist nicht so dramatisch. Die eigentliche Gefahr liegt darin, dass, insbesondere wenn nicht sofort Symptome auftreten, Diätfehler immer häufiger werden und die glutenfreie Ernährung nicht mehr ernst genommen wird. Damit werden dann aber Reaktionen des Immunsystems mit Antikörperbildung unterhalten. Das führt letztlich zum gesteigerten Risiko von anhaltenden Schädigungen und zu einem erhöhten Risiko, an Lymphomen zu erkranken.

Wie schmeckt eigentlich Gluten?

Gluten ist geschmacksneutral.

Wenn mein Mann gerade ein Brötchen verzehrt oder Bier getrunken hat, darf ich ihn dann küssen?

Streng genommen gibt es hier ein Risiko einer geringen Glutenaufnahme. Wie Sie selbst dieses Risiko bewerten, bleibt Ihnen überlassen.

Vollkorn ist doch jetzt nicht mehr möglich?

Auch glutenfrei gibt es viele Möglichkeiten, Ballaststoffe zu essen. Zum einen können Sie auf Vollkornreis, Hirse- und Buchweizen aus vollem Korn, Teff und Amaranth zurückgreifen. Das alles sind Lebensmittel, die einen sehr hohen Ballaststoffanteil haben. Außerdem zählt auch das gängigste Bindemittel, nämlich Guarkernmehl, für glutenfreie Backwaren zu den Ballaststoffen. In glutenfreien Produkten werden auch Apfel- und Erbsenfasern oder Zuckerrübenkleie verarbeitet. Weiterhin enthalten Frischobst und -gemüse reichlich Ballaststoffe, insbesondere wenn sie roh und mit Schale gegessen werden.

Mit Zöliakie leben

Es klingt so leicht: »Sie müssen jetzt einfach nur Ihre Ernährung umstellen.« Fast zweifelt man, dass die Zöliakie eine ernst zu nehmende Erkrankung ist – wenn doch die einzig wirksame Behandlung eine Ernährungsumstellung sein soll. Welch einschneidende Veränderungen sich im Leben der Zöliakie-Betroffenen durch diese Ernährungsumstellung ergeben, ist vielen nicht bewusst.

Die wichtigsten Fakten im Überblick

Glutenfrei wird zwar immer bekannter, aber noch lange nicht alltäglich. Anfangs kostet es häufig Überwindung, über die neue Ernährung zu sprechen und sie gar beim Essen außer Haus einzufordern.

Zunächst einmal müssen Sie selbst die Erkrankung annehmen und die Notwendigkeit der glutenfreien Ernährung akzeptieren – erst dann können Sie diese auch bei anderen vertreten und einfordern. Nutzen Sie jede Möglichkeit der eigenen Information und des Austausches mit anderen Betroffenen. Es gibt für jede Altersgruppe verschiedene Quellen – für Jugendliche ist der Austausch per Chat am angenehmsten, für Familien vielleicht eine gemeinsame Freizeit mit ebenfalls Betroffenen und für Erwachsene u. U. der Aufenthalt in einem Hotel mit speziell glutenfreiem Angebot und Gleichgesinnten.

Der Feind ist gefunden – Sie können selbst etwas tun, damit es Ihnen rasch besser geht. Finden Sie positive Formulierungen auch gegenüber anderen. Es ist längst nichts mehr Ungewöhnliches daran, bestimmte Lebensmittel nicht zu vertragen.

Packen Sie Ihr Zöliakie-Kind nicht in Watte

Alle Menschen, die häufiger mit Ihrem Kind zu tun haben, müssen über die Zöliakie Bescheid wissen, so vermeiden Sie am effektivsten Diätfehler. Aber: Es ist kein Makel, auf Gluten verzichten zu müssen und ein Zöliakie-Kind ist kein »armes krankes Kind« nur weil es bestimmte Dinge nicht essen darf.

Jugendliche grenzen sich in vielem ab

Jugendliche grenzen sich in vielem ab – auch durch bewusstes Nichteinhalten der Diät. Dass viele Jugendliche nicht gerne auf das hören, was sie von den Eltern vermittelt bekommen und ihre Grenzen ausloten, ist nichts Neues. Bleiben Sie auf jeden Fall mit Ihrem Jugendlichen im Gespräch. Die wichtigsten Fakten sollte er bis dahin schon gelernt haben – erzwingen können Sie die Einhaltung der Diät nicht.

Schließen Sie sich nicht aus

Üben Sie die glutenfreie Ernährung bei Aufenthalten außer Haus zunächst in Restaurants mit glutenfreier Speisekarte und lassen Sie sich durch kleine Erfolge weiter motivieren. Hilfestellung geben Restaurant-Karten in mehreren Sprachen und auch ein hilfsbereiter Partner!

Die Diagnose verdauen

Es klingt so leicht: »Sie müssen jetzt einfach nur Ihre Ernährung umstellen.«
Fast zweifelt man, dass die Zöliakie eine ernst zu nehmende Erkrankung ist
– wenn doch die einzig wirksame Behandlung eine Ernährungsumstellung
sein soll. Welch einschneidende Veränderungen sich im Leben der Zöliakie-
Betroffenen durch diese Ernährungsumstellung ergeben, ist vielen nicht
bewusst.

Auch die Mitmenschen verhalten sich ganz unterschiedlich, wenn die Information kommt: »Ich darf jetzt nicht mehr alles essen«. Es kommt sehr darauf an, wie man die Informationen zur Notwendigkeit einer glutenfreien Ernährung weitergibt: eher unsicher und ungenau, klar und sicher oder gar fordernd.

Um sich klar und sicher zu behaupten, muss ich die Erkrankung erst einmal für mich selbst akzeptiert haben – im Falle der Zöliakie eines Kindes müssen die Eltern die Erkrankung akzeptiert haben. Das kann einige Zeit dauern! Seien Sie geduldig und informieren Sie sich so umfassend wie irgend möglich. Fragen Sie bei noch nicht ganz abgeschlossener Diagnose auch den Arzt lieber einmal zu viel als zu wenig. Recherchen im Internet sind oft sehr erfolgreich. Es gibt mittlerweile zahlreiche Chatrooms und Communities, die sich mit Zöliakie beschäftigen. Leider sind die Veröffentlichungen im Internet nicht alle korrekt und die Unterscheidung, ob eine Information richtig und ernst zu nehmen oder einfach nur falsch und Panikmache ist, ist für den Anfangs-Betroffenen kaum zu treffen. Suchen Sie sich kompetente Ansprechpartner, z.B. über die DZG.

Verstecken hilft nichts

Erst nach und nach entwickelt sich eine Art Routine im Umgang mit der Zöliakie. Die richtige Einstellung zur Zöliakie ist das Wichtigste, um auch schwierige Alltagssituationen ohne große Probleme meistern zu können. Denn die Zöliakie kann man nicht zu Hause lassen, wenn eine Einladung zum Essen vorliegt. Sie können und sollten sie nicht verstecken – und vor allen Dingen muss sich niemand schämen, Zöliakie zu haben. Sobald ein Betroffener das Haus verlässt, muss er damit rechnen, in Situationen zu geraten, die seine Erkrankung »öffentlich« machen.

Dann ist es besonders wichtig, außen stehenden Personen die Zöliakie und die Bedeutung der Diät schnell und sehr einfach zu erklären.

»Ist das ansteckend?«

Es ist nicht immer einfach, anderen verständlich zu machen, dass auch kleinste Mengen von Brot, Kuchen etc. schon schädlich sind. Hier herrscht immer noch die Meinung, dass »einmal so gut wie keinmal« bedeutet. Als Betroffener muss man mit Erstaunen, Bedauern, besonderen Bemühungen und leider auch mit Spott und Ignoranz der Umwelt rechnen. Ich selbst habe meistens gute Erfahrungen mit Fremden gemacht, vor allem, weil ich mich auf keinerlei Diskussion über den Sinn meiner Diät einlasse. Die Frage: »Ist das ansteckend?« hat mich kurz nach der zweiten Diagnosestellung unvorbereitet am meisten getroffen.

Heute komme ich relativ gut mit den Reaktionen der Umwelt zurecht und kann auch, ohne verletzt zu sein, auf sehr persönliche Fragen ruhig antworten. Schre-

TIPP

Wie erkläre ich es meiner Umwelt?

Ich selbst greife meistens auf die nicht ganz korrekte Erläuterung zurück, Zöliakie sei eine »Allergie gegen Mehl«. Je nachdem, wie wichtig Einzelheiten für den anderen sind, erkläre ich weiter, dass auch Grieß, Nudeln, Paniermehl und alle sonstigen Dinge, die Mehl enthalten, gemeint sind. Allergien sind heutzutage eine weit verbreitete Misere und diese Erklärung wird von jedem verstanden und akzeptiert. Kommen dann noch Fragen zu Symptomen und Auswirkungen, ist es ja leicht, diese zu erklären.

cken Sie vor allen Dingen nicht davor zurück, immer wieder aus sich herauszugehen, zu erklären, auch wenn Sie das ein oder andere Mal schlechte Erfahrungen gemacht haben. Ist die Zöliakie auch eine Erkrankung des Dünndarmes, so ist dennoch der ganze Mensch beteiligt. Körper und Psyche sind besonders belastet.

Wie Sie mit der Belastung umgehen

Im ersten Moment nach der Diagnosestellung sieht man anstelle von leckerem Essen nur noch ein Stopp-Schild vor Augen – man hat den Eindruck, nichts geht mehr. Die Angst vor dem Essen (bzw. davor, bloß keinen Fehler zu machen) wird oft begleitet von der Angst, nicht rechtzeitig eine Toilette zu finden. Spontaner Durchfall gehört halt auch zu den Symptomen der Zöliakie. Bei konsequent eingehaltener Diät sind diese bald vergessen, können aber in den ersten Wochen dennoch einen weiteren Stresspunkt darstellen. Der Stress wiederum führt evtl. zu Bauchbeschwerden und Durchfall und schon ist der Teufelskreis perfekt.

Außerdem ist es vielen Betroffenen unangenehm, ihre Freunde und Bekannten davon zu unterrichten, dass der monatliche Kaffee-Kuchen-Treff oder der Pizza-Abend beim Italiener nun nicht mehr ohne besonderes Rückfragen oder Mitbringen von eigenen Lebensmitteln geht. Ich kenne Zöliakie-Betroffene, die seit ihrer Diagnosestellung kaum mehr ausgehen oder

▼ Schrecken Sie nicht davor zurück, immer wieder aus sich herauszugehen und zu erklären, auch wenn Sie einmal schlechte Erfahrungen gemacht haben.

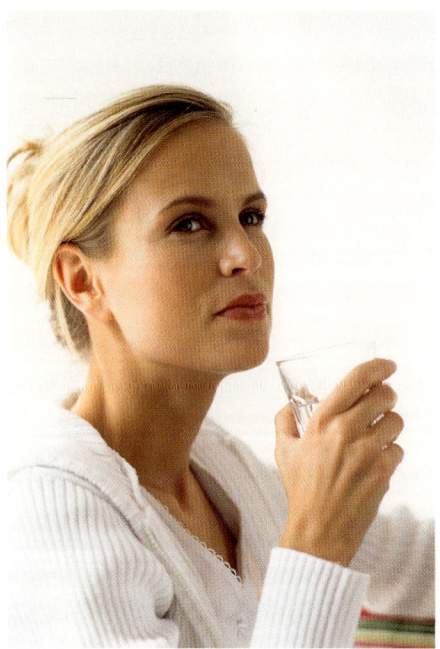

bewusst Diätfehler hinnehmen, nur um nicht aufzufallen.

Wie Sie negative Einstellungen überwinden

Depressive Verstimmungen, bei Kindern Weinerlichkeit und Lustlosigkeit, gehören zum Beschwerdebild der unbehandelten Krankheit an sich, können jedoch auch eine Folge sein, solange man sich noch nicht wirklich mit der Zöliakie abgefunden hat. Oft interpretiert man in die Reaktionen der Umwelt mehr Negatives hinein, als wirklich dahinter steckt. Ist es tatsächlich so, dass man nun seltener eingeladen wird? Hat die Bedienung im Restaurant wirklich aufgrund meiner Rückfrage so komisch geguckt?

Bei allem Respekt vor den genannten seelischen Situationen – man kann unter der richtigen Ernährung gesund alt werden und sollte sich selbst nicht die Möglichkeiten verbauen, gut gelaunt richtig zu essen:

- Informieren Sie grundsätzlich alle, die es wissen müssen, über Ihre Unverträglichkeit.
- Legen Sie sich bereits vorher positive Formulierungen zurecht.
- Ihnen ging es vielleicht schon lange sehr schlecht – jetzt ist der Feind gefunden und Sie selbst können etwas Handfestes dagegen unternehmen.
- Was ich esse und trinke ist letztlich meine Entscheidung und ich habe ein Recht darauf zu erfahren, wie mein Essen zusammengesetzt ist.

- Es ist wirklich keine Besonderheit mehr, irgendwelche Nahrungsmittel nicht zu vertragen (»allergisch zu sein«).
- Daran hat auch keiner Schuld – auch nicht die Eltern eines an Zöliakie erkrankten Kindes.

Es fällt aber auch leichter, die Reaktionen der anderen richtig zu bewerten, wenn Sie sich klarmachen, dass auch Sie selbst eine Weile gebraucht haben, die vielen neuen Informationen über glutenfreie Ernährung zu verdauen. Dass es auch bei Ihnen zunächst näheres Nachdenken gebraucht hat, bis die Umsetzung perfekt klappte. Wenn Sie also offen und positiv auf andere zugehen, wird es seltener zu ärgerlichen oder gar peinlichen Situationen kommen. Sagen Sie sich selbst: »Ich will kein Gluten essen!« statt »Ich darf nicht!«. Denn Sie wollen doch selbst, dass es Ihnen besser geht.

Mein Kind hat Zöliakie

Gleich nachdem Sie von Ihrer Zöliakie oder der Ihres Kindes erfahren – geben Sie die Information weiter! Egal in welchem Alter die Diagnose gestellt wird, es tut gut, nicht alleine zu sein und auch andere mit der Unverträglichkeit zu kennen.

Zunächst einmal müssen Sie als Eltern diese Information verdauen und dann konsequent den Haushalt umstellen. Da Kinder häufig unaufgefordert Essen in die Hand gedrückt bekommen, ist es an Ihnen, immer wieder aufzupassen und ungeeignete Dinge rechtzeitig wegzunehmen. Manchmal gilt man dann als Öko-Eltern oder Rabenmutter, weil auf die Schnelle nicht jeder versteht, dass es hier nicht um eine Gesinnung, sondern um eine notwendige Diät geht.

Kleine Kinder essen öfter als große Kinder, und dementsprechend gibt es beispielsweise in Krabbelgruppen häufiger Situationen, wo Ihr Kind mit Glutenhaltigem in Berührung kommen kann. Es sollte vorab geklärt sein, dass nur zu bestimmten Zeiten und nicht ununterbrochen gegessen wird. Außerdem müssen auch die anderen Mütter/Eltern wissen, dass Ihr Kind glutenfrei essen muss. Den Begriff kennen manche bereits von den Packungsaufschriften der Babynahrung.

Setzen Sie Ihr Kind nicht unter eine Glasglocke: Es muss lernen, mit der Krankheit täglich umzugehen. Ihr Kind muss die Diät begreifen und irgendwann auch selbst glutenfrei backen können (auch die Jungs) bzw. wissen, welche Lebensmittel glutenhaltig sein könnten und wo man sich mit geeigneten Lebensmitteln eindeckt. Ihr Kind muss unbedingt akzeptieren lernen, dass eben nicht auch alle anderen Spezialbrot essen müssen. Je normaler das Leben innerhalb der Familie abläuft, umso leichter ist es für den Betroffenen, auch anderswo mit der Diät klarzukommen – und das gilt nicht nur für Kinder. Kinder mit Zöliakie werden oft »in Watte gepackt« – tun Sie das nicht! Ihr Kind wächst mit den Herausforderungen.

Das Umfeld informieren

Ist Ihr Kind von der Zöliakie betroffen, scheint eine der schwierigsten Aufgaben zu sein, die Verwandtschaft aufzuklären. Hier stoßen Sie manchmal auf Unverständnis und müssen eindringlich klarmachen, dass auch Omas selbstgebackene Kekse schädliches Gluten enthalten. Aber halt! Bevor Sie sich in Ihren Ärger hineinsteigern und somit dem Kind die Rolle als bedauernswertem Außenseiter sichern: Geben Sie sachliche klare Informationen evtl. auch mit diesem Buch weiter.

Gerade Verwandtschaft, die häufiger besucht wird, muss detailliert über die Zöliakie Bescheid wissen. Hier reichen kurze Hinweise nicht aus. Oma muss wissen, was sie dem Enkel denn ansonsten Gutes tun kann, wenn schon nicht mit ihren berühmten selbstgebackenen Kuchen und Keksen. Vielleicht hat sie ja auch Lust und Freude daran, das glutenfreie Backen zu lernen. Vielleicht besucht sie zusammen mit dem Enkel einen Back- und Kochkurs. Ich kenne eine Zöliakie-Betroffene, deren Opa das weltbeste selbstgebackene Brot für die Enkelin selbst entwickelt und auch regelmäßig gebacken hat.

Genauso gut kann es aber auch sein, dass es innerhalb der Verwandtschaft weitere Betroffene gibt, die lediglich ihre Beschwerden bislang nicht einzuordnen wussten – auch deshalb muss Information innerhalb der Verwandtschaft unbedingt sein!

Lehrer und Betreuer aufklären

Immer dann, wenn Ihr Kind in andere Hände zur Betreuung gelangt, ist es wich-

TIPP

Mein Kind verweigert das glutenfreie Brot

Vielleicht haben Sie noch nicht die Sorte gefunden, die Ihrem Kind schmeckt. Die Auswahl ist groß und die Geschmacksrichtungen wirklich sehr vielfältig. Besonders lecker sind natürlich frische selbstgebackene Kinderbrötchen – Rezeptanregungen finden Sie bei den Herstellern der Mehlmischungen oder auch in meinem Buch »Köstlich essen bei Zöliakie« (S. 98). Gerade glutenfreies Brot wird erheblich schneller alt als herkömmliches. Daher sollte es vor dem Verzehr wenn möglich aufgebacken oder getoastet werden. Die Krume wird dadurch wieder viel weicher und elastischer! Vorübergehend kann Brot auch durch Reiswaffeln, Waffel- oder Knusperbrot, glutenfreie Müslimischungen oder Waffeln bzw. gefüllte Pfannkuchen ersetzt werden. Viele Kinder mögen für eine Weile kein Brot – auch wenn sie keine Zöliakie haben.

tig, Informationen zur Zöliakie weiterzu-
geben und evtl. geeignete Nahrungsmittel zur Verfügung zu stellen. Nicht nur
eine Betreuungsperson, sondern gleich
mehrere Personen müssen genau über die
Zöliakie Bescheid wissen. Broschüren der
DZG und natürlich auch dieses Buch helfen beim Informieren der Gruppenbetreu-
erinnen und Lehrer.

Es werden auch immer häufiger spezielle
Fortbildungen zum Thema Nahrungsmit-
telunverträglichkeiten für Erzieher und
Lehrer angeboten.

In der Schule muss selbstverständlich der
Klassenlehrer über die Erkrankung Bescheid wissen. Es ist gut, wenn das Kind

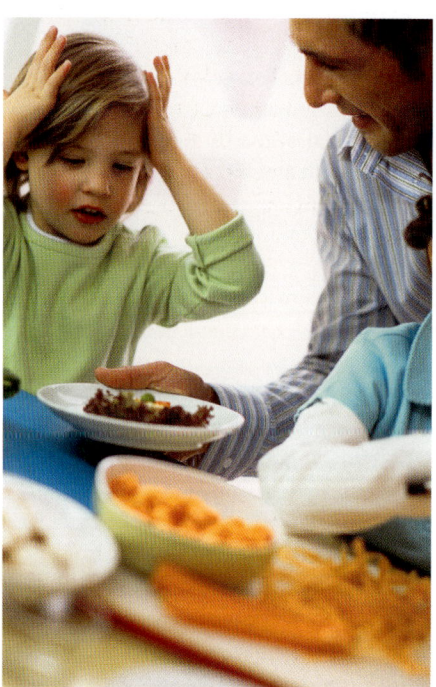

selbst die Möglichkeit hat, seine Mitschü-
ler über die Zöliakie zu informieren, z.B.
im Rahmen des Sachkunde- oder Bio-
logie-Unterrichtes. Aber auch hier gilt:
sachlich informieren und nicht emotional
überbewerten. Viele Schulkinder haben
heutzutage mit gesundheitlichen Beson-
derheiten zu kämpfen.

Worauf Sie bei Ihrem Kindergartenkind achten müssen

Ihr Kind kann in diesem Alter noch nicht
selbst entscheiden, was es essen darf und
was nicht. Das Austauschen mitgebrach-
ter Brote unter den Kindern kann zu Diätfehlern führen. Sie sollten also Ihrem
Sprössling einschärfen, dass es grundsätzlich nichts ohne nachfragen essen sollte, was nicht aus Ihrem Haushalt kommt.
Klingt das auch zunächst nach Dressur,
ist es doch eine wichtige Schutzfunktion
vor ungewollten Diätfehlern. In modernen Kindergärten werden Plätzchen gebacken und kleine Mahlzeiten zubereitet
– warum nicht mit glutenfreien Zutaten
arbeiten? Natürlich sollten in diesem Fall
alle Zutaten auf Glutenfreiheit überprüft
werden. Das gilt auch schon für den Tee,
wenn solcher im Kindergarten für alle ge-
kocht wird.

◀ Wenn Ihr Kind erst begreifen kann, dass
es Nahrungsmittel gibt, die speziell ihm
Bauchweh machen, ist die Hauptarbeit
geschafft.

Am vollen Tisch verhungert kein Kind

Zunächst einmal haben viele Mütter den Eindruck, ihr Kind esse zu wenig. Ein Blick auf die Verlaufskurve von Gewicht und Wachstum im gelben Untersuchungsheft des Kindes zeigt, ob wirklich Anlass zur Besorgnis besteht. Kinder wachsen außerdem »wie die Tannen«: einem Wachstumsschub folgt erst die Gewichtszunahme – so erscheinen sie nach einem Schub in die Länge oft eine Zeitlang sehr dünn.

Lassen Sie den Esstisch nicht zur Arena werden! Bieten Sie Ihrem Kind regelmäßig etwas zu essen an – aber keine »Sonderaktionen«. Wird zu den Mahlzeiten nicht ausreichend gegessen, gibt es erst wieder etwas zur nächsten Mahlzeit – ein Hinterherlaufen mit Esswaren sollten Sie vermeiden! Am vollen Tisch verhungert kein Kind, auch nicht, wenn es Zöliakie hat. Vielleicht können Sie den Speiseplan mit der ganzen Familie abstimmen und auch die Lieblingsgerichte der einzelnen Familienmitglieder regelmäßig mit einbauen. Essen im Kreis der Familie oder mit Freunden mögen Kinder besonders. Oft werden in der Gemeinschaft auch unbekannte Lebensmittel probiert.

Kinder kommen oft leichter mit der Diät klar als Erwachsene

Wenn Ihr Kind erst begreifen kann, dass es Nahrungsmittel gibt, die speziell ihm Bauchweh machen, ist die Hauptarbeit geschafft. Ich habe oft die Erfahrung gemacht, dass gerade jüngere Kinder sehr konsequent in der Einhaltung ihrer Diät sind. Sie lernen besonders schnell und akzeptieren die Zöliakie viel leichter als die meisten Erwachsenen. Für kleine Kinder bedeutet diese Erkrankung oft nicht halb so viel Tragik wie für deren Eltern. Laut einer Studie halten 80 % der Kinder, aber nur 36 % der betroffenen Erwachsenen die glutenfreie Ernährung konsequent ein.

Zöliakie in der Pubertät

»Pubertät ist, wenn die Eltern anfangen schwierig zu werden«, sagt ein Sprichwort. Gemeint ist, dass Anweisungen und Aussagen der Eltern gerade im Alter zwischen Kind und Erwachsensein nicht gut angenommen werden können. Jugendliche lehnen sich gegen klare Vorschriften gerne auf – erst jetzt werden auch die Zöliakie und die daran gebundenen Diätvorschriften als Störfaktor gesehen. Oft machen Jugendliche in diesem schwierigen Alter ihre ersten bewussten Diätfehler. Sie wollen auf keinen Fall anders sein als die anderen, das macht sich ja schon bei der angesagten Einheitskleidung, Frisur und Sprechweise bemerkbar. Dramatisieren Sie solche Diätfehler nicht, aber sprechen Sie mit Ihrem »Noch-Kind« darüber. Klären Sie auf jeden Fall auf, dass es nicht immer Symptome zu erwarten hat, wenn

TIPP

Die DZG bietet viele Aktivitäten für Jugendliche an

Laden Sie Freunde Ihres Jugendlichen doch mal zu einer Party mit glutenfreier Pizza ein oder veranstalten Sie eine Back-Schlacht. Das macht Spaß und ist auch das Chaos in Ihrer Küche wert. Vor allem hilft es Ihrem Sprössling, lockerer mit der Zöliakie umzugehen und diese nicht zur Ursache all seiner anderen Sorgen und Probleme zu machen. Sollte gerade Ihr Sprössling besonders kontaktfreudig und offen sein, macht es ihm sicher einen Riesenspaß, an Treffen der Zöli-Jugend der Deutschen Zöliakie-Gesellschaft teilzunehmen. Diese ist bei vielen Events der DZG und auch im benachbarten Ausland vertreten. Es gibt in der DZG einen Jugend-Beirat, der die Interessen der eigenen Altersgruppe in Sachen Zöliakie und glutenfreier Ernährung vertritt. Die Aktivitäten reichen von einer eigenen Seite in der Mitgliederzeitung über Treffen, Chats und Sitzungen bis hin zu sommerlichen Segeltörns.

die Diät unterbrochen wird, aber dass das Immunsystem letztlich wie eine Registrierkasse reagiert.

Jugendlichen fällt es oft schwer, die Diät durchzuhalten

Geben Sie Ihrem Kind Lesestoff und Internet-Seiten zur Zöliakie zum Recherchieren. Schön wäre es, wenn bereits Kontakte zu anderen betroffenen Jugendlichen bestünden, vielleicht aus den Treffen der regionalen Selbsthilfegruppe. Aber zwingen Sie Ihr großes Kind niemals, an Treffen gegen seinen Willen teilzunehmen. Das Interesse an der eigenen Betroffenheit muss aus dem Jugendlichen heraus kommen und auch die Bereitschaft, sich darüber auszutauschen. Eltern von jugendlichen »Zölis« fällt es häufig besonders schwer, die gesundheitliche Verantwortung an das Kind zurückzugeben. Aber Sie können Ihrem Kind nur den Weg bereiten – gehen muss ihn der Jugendliche alleine.

Wenn die Diagnose erst spät gestellt wird

Die Diagnose Zöliakie wird immer häufiger erstmalig im Erwachsenenalter gestellt. Hier wird die Erkrankung auch gerne als Sprue oder einheimische Sprue bezeichnet. Es handelt sich um die gleiche Erkrankung, jedoch ist die Krankheitsgeschichte bis zur Diagnosestellung eine andere.

Sprue-Betroffene haben meist einen viel längeren Leidensweg hinter sich. Es dauert auch heute oft noch viele Jahre vom ersten Symptom, bis die Erkrankung erkannt wird. Meist haben sich sehr viele Mangelerscheinungen und zusätzliche Unverträglichkeiten aufgrund der langen nicht erkannten Krankheit ergeben. Manchmal wird die Diagnose auch sehr spät gestellt – ich kenne eine Betroffene, die erst mit 84 Jahren von ihrer Sprue erfuhr.

Späte Diagnose – verzögerte Besserung?

Das Befinden bessert sich nach Diagnosestellung meist nicht so spontan, wie das bei Kindern verblüffenderweise oft der Fall ist. Aber auch die eigentliche Akzeptanz und Umgewöhnung macht vielen Sprue-Betroffenen große Schwierigkeiten. Je länger es bis zur Diagnosestellung gedauert hat, je älter der Betroffene bei der Diagnose ist, umso länger dauert es, bis eine eindeutige Reaktion auf die glutenfreie Ernährung zu verzeichnen ist. Zusätzliche Unverträglichkeiten sind wahrscheinlicher. Sollte sich die Wirkung der korrekten Ernährung jedoch sehr verzögern oder sind die Beschwerden sehr stark ausgeprägt, können Sie einiges tun, um sich die Übergangszeit zu erleichtern:

Ist die Diagnose tatsächlich korrekt? Stellen Sie sich zunächst die Frage, ob die Diagnose abschließend und korrekt gestellt wurde. Es hat wenig Sinn, glutenfreie Ernährung bei Verdacht auf Sprue probeweise einzuhalten. Sie verzögern damit nur die richtige Behandlung einer evtl. anderen Ursache Ihrer Beschwerden.

Ihr Körper braucht Zeit: Als Nächstes sollten Sie bedenken, dass Ihr Darm schonungsbedürftig ist und es bei fortgeschrittenem Alter mehr Zeit braucht, bis evtl. vorhandene Entzündungsstellen abgeklungen sind und die Verdauungsenzyme wieder voll zur Wirkung kommen. Seien Sie geduldig mit Ihrem Körper.

TIPP

Ernährungstagebuch führen

Es kann sein, dass Sie zusätzliche Unverträglichkeiten haben, die nicht mit speziellen Tests zu finden sind. Diese müssen Sie meist selbst herausfinden, da es sehr individuell ist, wer auf was reagiert. Zu diesem Zweck ist es günstig, ein sogenanntes Ernährungstagebuch zu führen. Hierzu benutzen Sie einfach ein kariertes Schulheft, welches Sie in zwei Spalten aufteilen. Tragen Sie in die eine Spalte die Mahlzeiten ein (was haben Sie wann gegessen), in die andere Spalte tragen Sie evtl. auftretende Beschwerden mit Uhrzeit ein. Symptome können mit Schulnoten bewertet werden (von 1 = sehr leicht bis 6 = sehr heftig). Außerdem können Sie hier auch die Stuhlgänge vermerken. Wenn Sie dieses Tagebuch konsequent führen, können Sie bald Schlussfolgerungen ziehen, auf welche Mahlzeitenkomponenten Sie reagiert haben könnten. Diese Lebensmittel vermeiden Sie dann, solange es Ihnen noch nicht vollständig wieder gut geht. Sollten Sie selbst mit dem Tagebuch nicht weiter kommen, wenden Sie sich auf jeden Fall an eine spezialisierte Ernährungsfachkraft (Diätassistentin).

Laktose-Intoleranz oder Fruchtzuckermalabsorption: Bitte denken Sie auch an die Möglichkeit einer Laktose-Intoleranz oder Fruchtzuckermalabsorption und fragen Sie Ihren Arzt, ob ein entsprechender Test gemacht wurde (S. 64). Die Beschwerden dieser Unverträglichkeiten sind denen der Sprue bei Glutenaufnahme so ähnlich, dass oft nicht an diesen Auslöser gedacht wird.

Öfter kleine Portionen essen: Manchmal sind es jedoch auch die Portionsgrößen der Mahlzeiten, mit denen der Darm am Anfang noch nicht fertig wird. Gerade wenn Sie stark abgemagert sind, wird Ihnen vermittelt, jetzt »kräftig zu essen«, damit Sie zu Gewicht kommen. Bitte tun Sie das Ihrem Darm nicht an! Essen Sie kleine Portionen, eher Portiönchen und dafür lieber viel öfter (mindestens alle 2 Stunden etwas). So ist die Auswertung der Nahrung um ein Vielfaches besser, die Gewichtszunahme klappt eher und das Essen ist bekömmlicher.

Lebensmittel pürieren: Einige Betroffene, denen es wirklich sehr schlecht ging, berichteten auch davon, dass es Ihnen sehr gut tat, überwiegend fein passierte Lebensmittel zu essen. Also Kartoffelpüree wurde besser vertragen als Kartoffeln, Fruchtmus besser als die entsprechenden kompletten Obstsorten. Hirse- und Reisbrei taten gut. Die Auswahl orientierte sich an den Inhaltsstoffen von Babykostgläschen.

All diese Hinweise wirken selbstverständlich nur, wenn die Glutenfreiheit der Nahrung bei klarer Diagnosestellung absolut sicher ist. Daher prüfen Sie als Allererstes,

TIPP

Checkliste: nach der Diagnose

- Direkt nach der Diagnosestellung zunächst sich selbst informieren, dann die Zöliakie akzeptieren, dann Informationen weitergeben.
- Das Kind von Anfang an keine Sonderrolle spielen lassen, sondern mit in die Diät einbeziehen. Es muss lernen nachzufragen.
- In Hort, Kindergarten und Schule Betreuer informieren, evtl. vorhandene Lebensmittel, die an alle Kinder verteilt werden, auf Glutenfreiheit kontrollieren.
- Beim Jugendlichen öfter und tiefer gehend informieren – Verständnis zeigen, wenn Diätfehler gemacht werden. Helfen, diese zu vermeiden.
- Erst-Diagnose beim Erwachsenen: Geduld! Es dauert länger, bis die glutenfreie Ernährung Wirkung zeigt. Es dauert auch länger, bis die Erkrankung akzeptiert ist. Auf jeden Fall vor Beginn der Diät eine klare Diagnose mit Abklärung auf zusätzliche Unverträglichkeiten!

ob sich nicht doch irgendwo ein Diätfehler eingeschlichen hat. Geht es Ihnen immer noch nicht besser, sollten Sie zusammen mit Ihrem Arzt abklären, ob bei Ihnen noch andere Erkrankungen zusätzlich vorliegen. Eventuell liegt eine bakterielle Infektion oder eine Nahrungsmittelallergie etc. vor.

Essen außer Haus

Der normale Zöliakie-Alltag klappt nach einiger Zeit der Einarbeitung und Gewöhnung ganz gut. Es kommt aber häufig zu Situationen, die noch nicht »einstudiert« sind. Sie sollten solche Situationen vorher im Geiste durchspielen und sich damit gedanklich auseinandersetzen.

Die erweiterte Kennzeichnung der Hauptallergene trifft leider noch nicht auf unverpackt abgegebene Menüs wie z. B. in Gaststätten und Kantinen zu. Die Überprüfung dieser Gerichte allein durch Augenschein ist niemals ausreichend. Bei der Verpflegung durch eine Betriebskantine kommt es sehr auf die Vielseitigkeit und auf den Willen des Kantinenkochs an. Zunächst sollten Sie das Angebot genau beäugen:

- Gibt es ein Salatbüfett?
- Gibt es Wahlmenü?
- Gibt es bereits gesonderte Möglichkeiten für Diabetiker oder Reduktionskost?
- Wird der Speiseplan rechtzeitig ausgehängt?

Je mehr dieser Kriterien erfüllt sind, umso problemloser wird glutenfrei essen in dieser Kantine sein. Besteht das Angebot nur aus einem Menü, sind die Chancen einer regelmäßigen, kompletten warmen Mahlzeit in dieser Kantine sehr eingeschränkt.

Bei regelmäßigem Essen außer Haus (Kantine, Ganztageskindergarten oder -schule) muss die Möglichkeit der Umsetzung der glutenfreien Ernährung unbedingt mit dem entsprechenden verantwortlichen

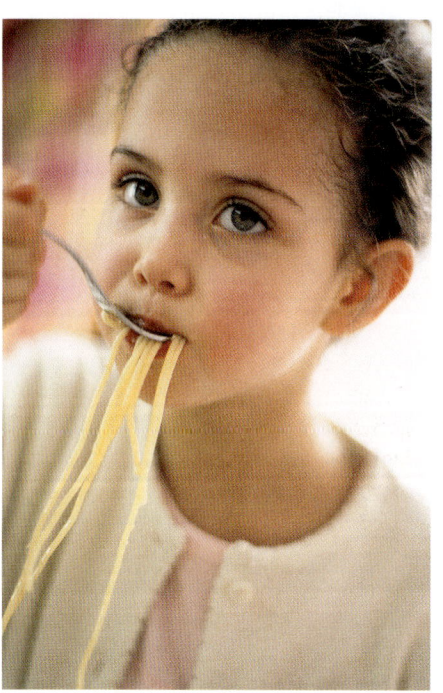

◀ Bei regelmäßigem Essen außer Haus müssen Sie mit dem verantwortlichen Küchenpersonal besprechen, dass Ihr Kind eine glutenfreie Ernährung benötigt.

TIPP

Sprechen Sie mit dem Koch

Wählen Sie für ein Gespräch einen Termin aus, zu dem auch der Kantinenkoch keinen Zeitdruck hat. Erklären Sie Ihre Lage sachlich und eindeutig. Ein solches Gespräch bringt oft sehr viel. Beispielsweise hat nach Rücksprache ein Koch den Speiseplan so gekennzeichnet, dass der Betroffene immer wusste, welche Menü-Komponenten für ihn gefahrlos waren. Es ist sehr hilfreich, auch dem Kantinenkoch eine Aufstellung der glutenfreien Lebensmittel zur Verfügung zu stellen – aber bitte immer die aktuelle! Ein weiterer Betroffener gelangte mit dem Koch nicht zu einem zufrieden stellenden Ergebnis. Er nahm darauf seine Mahlzeiten in einer nahe gelegenen Gaststätte ein und erreichte einen Steuerfreibetrag für diese Sonderausgabe. Genauere Informationen zu diesem Urteil können Sie bei der Geschäftsstelle der DZG erfragen.

Küchenchef besprochen werden. Private Betreuungspersonen für Ihr Kind müssen genauso gut aufgeklärt sein, wie Sie selbst!

Checkliste: Glutenfrei außer Haus

Stadtbummel:
- Glutenfreien Snack oder belegtes glutenfreies Brot einpacken.
- Rohes Obst, Käsewürfel, Reiswaffeln einkaufen.
- Glutenfreie Müsli-Riegel oder Snacks einkaufen (Reformhaus, Drogerie- oder Biomarkt ist meist in Fußgängerzone).
- Eis: immer nachfragen – dann im Becher und ohne Waffel bestellen.

Grillfest:
- Selbst eingelegtes Fleisch von zu Hause mitbringen, eigenen Salat und Brot mitbringen oder vorab den Gastgeber nach Bezugsquelle von Grillfleisch und Würstchen fragen.

- Evtl. Tipp für glutenfreie Grillsaucen, Kräuterbutter, Ketchup und Senf geben.
- Folienkartoffeln, die in der Glut gegart werden, sind z. B. immer eine sichere Wahl.

Restaurant:
- Den Koch nach Zusammensetzung der gewünschten Speise fragen – evtl. Beilage austauschen. Hilfreich: DZG-Karte »Eine Bitte an den Koch«
- Das Salatbüfett (Blattsalate und ungewürzte Rohkost) und ein Selbstanmachen des Salats – so wie man ihn in Italien immer serviert bekommt – mit Essig, Öl, Salz und Pfeffer sind immer eine sichere Wahl.

- Häufig problemlos möglich: Grillfleisch oder gegrillter Schafskäse; auch Omelett wird häufig ohne Mehl zubereitet – nachfragen lohnt sich. Achtung: Schnitzel »natur« ist zwar unpaniert, kann aber trotzdem in Mehl gewendet sein – immer nachfragen!
- Zum unbeschwerten Genießen: Restaurant mit glutenfreier Speisekarte auswählen – hilfreich: Orts- und Reiseführer der DZG.

Café:

- Tee oder Kaffee sind immer eine sichere Wahl. ACHTUNG bei Kaffee-Zubereitungen (Cappuccino, Frappé & Co.).
- Baisers, Florentiner, Mandelhörnchen ohne Mehl in der Zutatenliste sind sehr kritisch, da die Herstellung meist in einer stark mehlbelasteten Bäckerei erfolgt.
- Bei Eis immer nachfragen und betont ohne Waffel bestellen.
- Fruchtsalat mit/ohne Natur-Joghurt sind eine sichere Wahl.

WISSEN

Auch Eis kann Gluten enthalten

Die Verwendung von glutenhaltigen Bindemitteln in Eis ist erlaubt und üblich. Deshalb können wir uns nicht einfach darauf verlassen, Eis in der Eisdiele oder im Café oder auch am Eiswagen sei grundsätzlich glutenfrei. Hier hilft mal wieder nur: nachfragen!

Jahrmarkt, Weihnachtsmarkt, Imbiss:

- Bei Ständen von Metzgereien nach Bratwurst-Zutaten nachfragen.
- Steaks sind meist vorab eingelegt und eine Nachfrage nach möglichen Gewürzen schwierig.
- Champignon- oder Reis-Pfanne kann meist während der Zubereitung eingesehen werden – Gewürz prüfen.
- Pommes frites aus geschnittenen Kartoffeln nur mit Salz möglich oder Gewürz und Ketchup prüfen. Keine gewellten Pommes oder solche aus Kartoffelteig ohne Rückfrage essen. Bei Kartoffelpuffern immer nachfragen (Zusatz von Mehl oder Haferflocken).
- Pell- oder Ofenkartoffeln mit Sauerrahm sind eine sichere Wahl.
- Käse-Spieße mit Trauben sind eine sichere Wahl.
- Geröstete Kastanien, Zuckerwatte sind eine sichere Wahl.
- Schokofrüchte sind nur dann sicher, wenn vor Ort die Zutatenliste der Schokolade geprüft werden kann.
- Gebrannte Mandeln und Popcorn sind nur dann sicher, wenn vor Ort die Zutaten eingesehen werden können.
- Kokosnuss-Stücke und andere rohe, unbehandelte Nüsse sind eine sichere Wahl.

Privates Fest (Hochzeit, Taufe, Jubiläum):

- Vorab geplantes Essen mit Gastgeber besprechen – evtl. bei Auswahl des Catering mitwirken – viele Party-Köche gehen auf Absprachen gerne ein, bereiten Saucen glutenfrei zu und bieten auch sicher glutenfreie Beilagen zur Auswahl an.

- Kocht der Gastgeber selbst, evtl. eigenes Essen beisteuern.
- Für das Kuchenbüfett ein bis zwei selbst hergestellte Kuchen mitbringen oder/ und Tipp für Kuchenrezept ohne Ver-

wendung von Mehl weitergeben (bei Weitergabe von Rezepten unkritische Backzutaten mit Markennamen nennen).

Was tun, wenn eine Reise bevorsteht?

Oft sehen Betroffene in der schönsten Zeit des Jahres die meisten Probleme und Gefahren auf sich zukommen. Ich selbst sehe in jeder Urlaubsreise ein kleines Abenteuer, und es reizt mich immer wieder, die Möglichkeiten der glutenfreien Ernährung in anderen Ländern auszutesten. Sicher, eine genaue Planung ist erforderlich und ich kann nur dazu raten, früh damit anzufangen. Habe ich mich für ein Zielgebiet entschieden, sollten die Möglichkeiten der Versorgung abgeklärt werden.

Ein Ferienappartement mit eigener Kochgelegenheit ist sicher die einfachste und auch die langweiligste Lösung. Überdies ist die Erholung der Hausfrau hier nicht gewährleistet. Wer trotzdem eine Ferienwohnung vorzieht, sollte sich nach Tiefkühlmöglichkeiten für Brot erkundigen – im eigenen Appartement oder bei den Vermietern. Das Brot wird dann bereits zu Hause in Scheiben geschnitten, tiefgefroren und gut verpackt an den Urlaubsort gebracht. Eventuell ist die Ferienwohnung auch mit einem Backofen ausgestattet oder aber Sie bringen einen Brotbackautomaten mit. Einige Hersteller bieten auch haltbare Brotsorten und Brötchen portionsverpackt an.

Glutenfreies Brot zuschicken lassen

Denken Sie bitte frühzeitig an die Urlaubsreise, damit eine Bestellung bei den Spezialherstellern in Ruhe bearbeitet und ohne Zeitnot an Sie versandt werden kann. Planen Sie die Urlaubszeit auch in Bezug der Bestellungsbearbeitung mit ein. Manche Hersteller haben Betriebsferien, andere arbeiten während der Urlaubszeit mit halber Besetzung. Liegt Ihr Urlaubsort im Inland, kann die Ware auch direkt an die Ferienadresse geschickt werden. Lieferungen ins Ausland sind oft wegen der langen Lieferzeiten ungünstig. Es ist schon vorgekommen, dass das Paket ankam, als der Betroffene bereits wieder abgereist war. Ersparen Sie sich diesen Ärger und auch die dadurch entstehenden Kosten.

Ausländische Produkte erkunden

Ich persönlich erkunde gerne neue Einkaufsquellen und liebe es, Produkte zu entdecken, die ich nicht täglich esse. Wer sich wie ich mit Vorliebe erst am Urlaubsort mit Spezialbrot und anderen Produk-

TIPP

Unterkunft mit Diätverpflegung

Eine gut Möglichkeit ist die Auswahl einer Unterkunft, die Diätverpflegung bereits mit anbietet. Eine lange Liste von Anschriften kann hier die DZG anbieten. Sicher verfügen auch die ausländischen Vereine über eine solche Auflistung. Diese sollte jedoch sehr frühzeitig angefordert werden. Bei den angegebenen Adressen handelt es sich nicht selten um Hotels oder Pensionen, deren Inhaber selbst ein Zöliakie-Kind haben oder selbst betroffen sind. Hier ist der Aufenthalt besonders zu empfehlen, die Möglichkeiten zum Erfahrungsaustausch sind in diesen Häusern Gold wert. Manchmal treffen Sie dort auch andere Gäste, die diese Adresse aus dem gleichen Grund gewählt haben. Viel Spaß beim Klönen!

ten versorgt, sollte eine Grundreserve an glutenfreien Lebensmitteln dabei haben und sich möglichst vorher nach Einkaufsmöglichkeiten im Urlaubsland erkundigen. Insbesondere in osteuropäischen Ländern ist die Versorgung mit speziellen Lebensmitteln nicht so gut – manchmal gibt es gar keine Spezialprodukte. Sicher kann Ihnen für den Ferienort in Deutschland die regionale Kontaktperson der Deutschen Zöliakie-Gesellschaft wertvolle Tipps geben. Die Anschrift der Kontaktperson erfahren Sie bei der DZG. Für das Ausland gibt es mit etwas Glück auch eine Reihe wertvoller Hinweise, die am besten über die dortige Gesellschaft erfragt werden.

Viele Länder bieten interessante regionale Spezialitäten an, die auch für Menschen mit Zöliakie geeignet sind. Erkundigen Sie sich nach den Verzehrs- und Kochgewohnheiten der entsprechenden Landesbevölkerung. Fragen Sie, wenn Sie nicht ganz sicher sind, ob die Zubereitung auch wirklich ohne Mehl erfolgte. Zur Überwindung der Sprachbarriere bietet die DZG in vielen Sprachen eine Kurzinformation in Scheckkartenformat für den jeweiligen Küchenchef an. Vielleicht übernimmt die Fragerei im Urlaub ja Ihr Partner als besonders nette Geste. Verhungern muss ein Zöliakie-Betroffener in keinem Land. Es gibt immer Möglichkeiten der Ernährung, auch wenn diese mal von den Gewohnheiten abweichen sollten.

Vorsicht bei verarbeiteten Lebensmitteln

Produkte, die in Deutschland glutenfrei hergestellt werden, müssen im Ausland nicht unbedingt ebenfalls glutenfrei sein. So enthält z. B. Wurst in England und Österreich häufig Weizenmehl. Backpulver ist in England und Österreich fast nie glutenfrei und verschiedene Schokoladen werden in der Schweiz unter Zusatz von Weizenmehl hergestellt. Teilweise

TIPP

Brot einkochen

Auch ein Campingurlaub ohne Gefriertruhe ist möglich. Es gibt eine große Anzahl haltbarer Dauerprodukte (Waffelbrot, Knusperbrot, glutenfreies Knäcke, Brot in Folie verschweißt und pasteurisiert etc.), die als Notlösung in Betracht kommen. Haben Sie schon einmal selbst Brot eingekocht? Dazu wird der gewohnte Teig in glatte Einkochgläser oder hohe Wurstdosen gefüllt und in diesen ohne Deckel gebacken. Nach dem Backen die Gefäße sehr heiß verschließen. Eine nachträgliche Erhitzung ist meist nicht nötig. Das Brot hält sich mehrere Wochen und schmeckt genauso wie zu Hause.

unterscheiden sich auch namensgleiche Lebensmittel in der Rezeptur von gleichnamigen Markenartikeln in Deutschland. Auch im Urlaub gilt unser Grundsatz: im Zweifel nie!

Ich hoffe, ich habe Ihnen eine Reihe von Anregungen für die Gestaltung Ihrer nächsten Urlaubsreise gegeben. Bleiben Sie nur nicht aus Unsicherheit zu Hause!

Auch kleine Patzer oder Missverständnisse sind nur zum Lernen da und sollten auch von Ihnen nicht überbewertet werden. – Gute Reise! Übrigens: Auch die Fahrt zum Urlaubsort ist von Bedeutung. Handelt es sich um eine Auslandsreise, beachten Sie bitte die Zoll- und Einfuhrbestimmungen des jeweiligen Landes. Manchmal benötigt man zur Einfuhr spezieller Lebensmittel ein Attest vom Arzt.

Was tun, wenn ich ins Krankenhaus muss?

Eigentlich sollte die glutenfreie Ernährung im Krankenhaus kein Problem sein. Es gibt schließlich Fachpersonal (Diätassistenten und Diätköche), die mit Sonderernährung vertraut sein müssen. Trotzdem kommt es gerade bei Aufenthalten im Krankenhaus immer wieder zu Komplikationen. Das liegt an mehreren Dingen: Unter Umständen sind Sie der erste Patient, der in diesem Krankenhaus glutenfrei versorgt werden muss. Das ist besonders in kleinen Häusern keine Seltenheit. Die dort angestellte Diätassistentin muss dann ihr Wissen über die glutenfreie Ernährung aktualisieren. Schließlich ist der Umgang mit dieser Erkrankung für sie nichts Alltägliches.

Das Krankenhausessen kritisch unter die Lupe nehmen

Achten Sie selbst darauf, ob bei der Essensverteilung kein Fehler unterlaufen

Checkliste:
Glutenfrei im Urlaub

Vorabinformationen über die Zusammensetzung regionaler Spezialitäten am Urlaubsort einholen. Die Bezeichnung von Mehl, Weizen, Roggen, Gerste, Hafer in der Sprache des Urlaubslandes sollten Sie kennen und auch lesen können – zur Kontrolle der Zutatenliste beim Einkauf.

Holen Sie darüber hinaus Information über Bezugsquellen von glutenfreien Produkten am Urlaubsort ein und nehmen Sie evtl. Kontakt mit der Zöliakie-Gesellschaft der Urlaubsregion auf.

Die Anreise

Reisen Sie mit Auto oder Bahn an, nehmen Sie ausreichend Fahrt-Proviant mit. An Raststätten sind frisches Obst oder Naturjoghurt mit frischem Obst sicher sowie Tee und Kaffee (ansonsten siehe sichere Auswahl im Restaurant, S. 89). Fliegen Sie in den Urlaub, buchen Sie »glutenfree seat« und nehmen trotzdem Brotscheiben und Snacks im Handgepäck mit.

Auch Kreuzfahrten werden schon mit glutenfreier Versorgung angeboten. Nachfragen bei der Buchung lohnt sich immer!

Am Urlaubsort

Eine sichere Wahl ist eine Ferienwohnung mit eigener Küche. Zum Auftoasten des Brotes nehmen Sie eine Toasttasche mit. Beim Einkauf müssen Sie immer genau die Zutatenliste kontrollieren, denn auch bekannte Markenprodukte können im Ausland anders zusammengesetzt sein als in Deutschland. Auch ein Hotel mit glutenfreiem Angebot ist eine sichere Wahl. Ebenso hilfreich sind Ferienführer der DZG. Planen Sie einen Urlaub im Hotel mit Halb- oder Vollpension – auch in Büfett-Form –, sollten Sie sich immer vorab und rechtzeitig mit der Küche besprechen. Hilfreich ist die Karte »Eine Bitte an den Koch« in der Sprache des Urlaubslandes (DZG) oder ähnliche Hinweiskarten vom DAAB (www.daab.de) oder von Delicard (www.delicardo.de). Eine Karte ersetzt im Hotel jedoch nicht das ausführliche persönliche Gespräch mit dem Küchenchef.

ist und fragen Sie im Zweifelsfalle nach. Der Weg von der Küche bis zu Ihrem Bett ist weit und es kann immer auch zu Verwechslungen kommen. Manchmal erreicht man erst am nächsten Tag einen kompetenten Ansprechpartner, da einige Krankenhäuser gar keine eigene Küche mehr haben. Das Essen ist bereits weit gereist, wenn es an Ihrem Bett ankommt. Essen Sie bei Unklarheiten nur die Dinge, die Ihnen als sicher glutenfrei bekannt sind. Sollten Sie trotz aller Vorsorge einmal einen Fehler bei der Zubereitung Ihres Essens entdecken, nehmen Sie bitte unmittelbar Kontakt mit der Diätassistentin auf. Durch ein klärendes Gespräch können weitere Fehler oft verhindert werden. Und auch im Klinikbereich wird zurzeit über eine klarere Deklaration der abgegebenen Speisen nachgedacht.

TIPP

Sprechen Sie vorab mit der Diätassistentin

Brot und andere Spezialprodukte müssen erst besorgt oder gebacken werden. Daher mein Tipp: Setzen Sie sich selbst vor einem geplanten Krankenhaus- oder Kuraufenthalt mit der dortigen Küche in Verbindung. Die Diätassistentin hat so Gelegenheit, sich in aller Ruhe auf Ihre Ernährung einzustellen und kann vielleicht sogar Ihre Lieblingsbrotsorte besorgen. Bei überraschenden Krankenhausaufenthalten bringen Sie am besten eigenes Brot für die ersten Tage mit – oder lassen sich dies in das Krankenhaus nachliefern.

Zöliakie und Kinderwunsch

Seit die Zöliakie nicht mehr als reine Kinderkrankheit angesehen wird, gibt es auch immer mehr Betroffene im sogenannten gebärfähigen Alter. So werden immer häufiger auch die Fragen nach Risiken für eine Schwangerschaft durch die Zöliakie gestellt. Lassen Sie sich von Negativ-Meldungen nicht verunsichern!

Wenn Sie eine Schwangerschaft planen, lassen Sie sich durch einen medizinischen Check-up von Ihrem Arzt bestätigen, dass Ihr Körper keine Mangelerscheinungen aufweist. Während der Schwangerschaft ist die erhöhte Aufnahme bestimmter Vitamine besonders wichtig. Teilweise ist der hohe Bedarf leichter durch vom Arzt verordnete Vitaminpräparate zu decken (z. B. Bedarf an Folsäure). Auf eigene Faust sollten Sie jedoch gar nichts schlucken, auch Vitamine können überdosiert werden und das hat dann im schlimmsten Fall negative Auswirkungen auf Sie oder das Baby.

Falls eine Schwangerschaft dann doch mit einer Fehlgeburt endet, muss das nicht unbedingt im Zusammenhang mit der Zöliakie zu sehen sein. Insbesondere wenn die glutenfreie Ernährung wirklich konsequent eingehalten wurde, dürfen Sie sich keine Schuld geben. Ich selbst habe vor der Geburt meiner ersten Tochter drei Fehlgeburten gehabt sowie eine weitere nach meinem zweiten Kind. Ich denke nicht, dass die Zöliakie eine Ursache dafür war. Sehr häufig schützt sich der Körper vor dem Austragen einer Frucht, die nicht richtig angelegt ist.

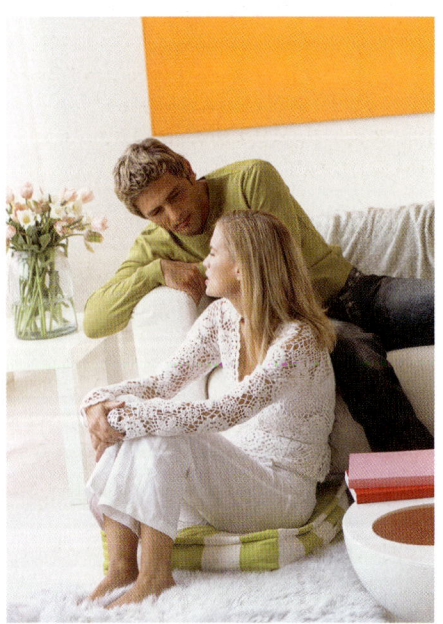

◄ Wenn Sie eine Schwangerschaft planen, sollte ein medizinischer Check-up von Ihrem Arzt bestätigen, dass Ihr Körper keine Mangelerscheinungen aufweist.

Hat mein Baby meine Zöliakie geerbt?

Ist das Baby dann endlich da, steht die Frage im Vordergrund: Hat es vielleicht meine Zöliakie geerbt? Natürlich gibt es ein gewisses Risiko, wenn dieses auch mit ca. 10–15 % für Verwandte ersten Grades relativ gering ist. Doch hat es keinen Sinn, sich damit bereits in den ersten Lebensmonaten des Kindes zu belasten. Entsprechende Untersuchungen können ohnehin erst dann durchgeführt werden, wenn das Kind glutenhaltige Nahrungsmittel (Grießbrei, Brot, Kekse etc.) isst. In der Säuglingsernährung haben diese Dinge erst in der zweiten Hälfte des ersten Lebensjahres einen Platz.

Sollten dann Symptome auftreten, die auf eine Zöliakie hinweisen, ist eine Biopsie sicher angezeigt. Bleibt das Kind ohne Symptome und entwickelt sich weiterhin altersgemäß, besteht kein Anlass für eine solche Untersuchung. Allenfalls aus Interesse könnte ein Antikörpertest durchgeführt werden (S. 21), der jedoch beim kleinen Kind auch nicht zuverlässig korrekt sein muss.

Service

Bücher zum Weiterlesen

Maximilian Ledochowski:
Wenn Brot und Getreide krank machen:
Gluten-Intoleranz, Zöliakie – oder was
sonst?
TRIAS Verlag, 2011

Andrea Hiller:
Richtig glutenfrei einkaufen:
Über 600 Lebensmittel bei Zöliakie und
Intoleranzen
TRIAS Verlag, 2010

Andrea Hiller:
Köstlich essen bei Zöliakie:
Über 140 Rezepte: Gluten zuverlässig
meiden
TRIAS Verlag, 2010

Backschule – glutenfrei
Hammermühle Verlag, 2005 (online zu
bestellen über: www.hammermuehle-
shop.de)

Muriel Frank:
Backen ohne Gluten:
Über 70 süße und pikante Backideen bei
Zöliakie und Gluten-Unverträglichkeit
TRIAS Verlag, 2011

Adressen

Mit der Zöliakie leben, ist manchmal
leichter gesagt als getan. Vor allem, wenn
man glaubt, der Einzige zu sein mit dieser
noch unbekannten Erkrankung. Daher
wurde 1974 eine Selbsthilfe-Organisation
ins Leben gerufen, die mittlerweile sehr
professionell organisiert ist und zahlreiche Hilfen bei der Umsetzung der glutenfreien Ernährung im Alltag geben können.
Die DZG gibt eine Reihe von Informations-
schriften heraus. Es erscheint 4-mal im
Jahr eine Mitgliederzeitschrift. Jährlich
werden Positiv-Listen mit glutenfreien
Lebensmittel-Angaben veröffentlicht.

Wertvolle Arbeit leisten viele regionale
Gesprächsgruppen, die neben normalen
Gruppentreffen weitere interessante Akti-
onen, z. B. Backkurse, Zeltlager, Arzt-Pati-
enten-Seminare und sogar ein glutenfreies
Oktoberfest anbieten. Die Kontaktperso-
nen der regionalen Gruppen durchforsten
Ihre Umgebung nach glutenfreien Angeboten in umliegenden Lokalen und Hotels.
Sie werden speziell zu »Zöliakie-Beratern«
geschult und geben ihr Wissen u. a. an
Restaurationsbetriebe weiter. Jugendliche finden Ihre Interessensvertretung im
Jugendbeirat, ältere Betroffene im Senio-
renrat.

Die DZG arbeitet in wichtigen Gremien der Gesundheitsbranche mit und wirkt beratend auch bei der Überarbeitung rechtlicher Verordnungen mit. Die europäischen Zöliakie-Gesellschaften haben sich zu einer übergreifenden Organisation AOECS zusammengeschlossen, die noch mehr Gehör in Medizin, Lebensmittelindustrie und Rechtsprechung findet.

Ich halte es für überaus wichtig, Mitglied einer Selbsthilfevereinigung zu sein, die mein/unser Anliegen mit Nachdruck weiterbringt. Machen Sie mit – lassen Sie sich helfen und helfen Sie dann auch anderen. Die DZG verfügt über eine gut gestylte Website www.dzg-online.de - die Kontaktaufnahme ist aber auch über folgende Anschrift und Telefon-Nummer möglich:

Deutsche Zöliakie-Gesellschaft e. V. (DZG)
Kupferstr. 36
70565 Stuttgart
Tel. (07 11) 4 59 98 10
Fax: (07 11) 45 99 81 50
Internet: www.dzg-online.de

Auch der DAAB gibt wertvolle Hilfen. Vor allem bei zusätzlichen Nahrungsmittelunverträglichkeiten oder wenn sich die Diagnose Zöliakie letztlich nicht bestätigt.

Deutscher Allergie- und Asthmabund e. V. (DAAB)
Fliethstr. 114
41061 Mönchengladbach
Tel. (0 21 61) 18 49 40
Internet: www.daab.de

Informationen über ortsansässige Selbsthilfe-Regionalgruppen finden Sie im Telefonbuch unter den Stichworten KISS (Kontakt- und Informationsstelle Selbsthilfe) oder unter Gesundheits ... (-treff, -zentrum etc.). Oft hilft auch die Stadtverwaltung oder Ihre Krankenkasse, entsprechende Stellen ausfindig zu machen.

Hersteller glutenfreier Lebensmittel

Die nachfolgende Liste führt einige Hersteller glutenfreier Lebensmittel auf. Sie erhebt keinen Anspruch auf Vollständigkeit. Mittlerweile gibt es neben den eigentlichen Herstellern auch zahlreiche Vertreiber glutenfreier Sortimente. Sie stoßen in beinahe jeder Warenhauskette auf glutenfreie Produkte und die Möglichkeiten, über das Internet zu bestellen, sind unüberschaubar zahlreich. Geben Sie in Ihre Suche lediglich das Wort »glutenfrei« ein – dann haben Sie die Wahl.

Die meisten Hersteller bieten die Möglichkeit, genaueste Produktinformationen über das Internet zu erhalten und haben meistens auch einen direkten Internet-Bestell-Service.

Hersteller glutenfreier Lebensmittel

Hersteller-Anschrift	Sortiment	Bezugsart
Sz-glutenfrei Klaus Dittmann Schelmenreuteweg 17/1 72766 Reutlingen Tel. (0 71 21) 7 55 42 00 www.sz-glutenfrei.de	Mehlmischungen, Reisgrieß und -flocken, Brote, Gebäcke	Direktverkauf, Versand
Hammermühle GmbH Postfach 1164 67485 Maikammer Tel. (0 63 21) 9 58 90 www.hammermuehle.de	Mehlmischungen, Backzutaten, Frisch- und Dauerbrote, Brötchen, Kuchen, Gebäcke, Teigwaren, Müsli und Cornflakes der Marken Hammermühle und Minderleinsmühle auch Aproten-, und Valpi-Produkte	Versand und Direktverkauf auch über den Einzelhandel, z. B. TEGUT, Globus, Wasgau, EDEKA-Märkte sowie BIO-Produkte über Reformhäuser
Haus Rabenhorst Scheurenerstr. 4 53572 Unkel Tel. (0 22 24) 1 80 51 00 www.3pauly.de	Drei Pauly-Produkte: haltbares Brot, Brötchen, Mehlmischungen, TEFF-Mehl, Teigwaren, Gebäck, Cornflakes	Neuform-Reformhäuser und Internetversand
MetaX Institut für Diätetik Dieselstr. 23 61191 Rosbach Tel. (0 60 03) 91 90 90 www.metax.org	Semper-Produkte: Mehlmischungen, Dauerbrot, Gebäcke, Teigwaren	Versand
Pro Gusto Colonia GmbH Viehtrift 46 51147 Köln www.progusto-colonia.de	Teigwaren Haltbare Brote und Kleinbackwaren, Kuchen, Kekse, Cracker, Paniermehl, Tostabag- Toasttasche	Versand; Vertrieb u. a. über Globus Warenhäuser, SPAR, div. Reformhäuser
SHS Gesellschaft für klinische Ernährung Happenbacherstr. 5 74074 Heilbronn Tel. (0 71 31) 5 83 00 www.shs-heilbronn.de	Mehlmischungen, Frischbrote, Gebäcke, Brotaufstriche, Teigwaren, Fertigmenüs	Apotheken, Reformhäuser, Versand

Hersteller-Anschrift	Sortiment	Bezugsart
Spezialdiätbäckerei Poensgen Nothbergerstr. 68 52249 Eschweiler Tel. (0 24 03) 2 00 15	Mehlmischungen, Frischbrote, Brötchen, Dauerbrote, Kuchen, Gebäcke, Teigwaren	Versand und Direktverkauf
Dr. Schär GmbH Winkelau 5 I-39014 Burgstall/Italien Tel. (08 00) 1 81 35 37 www.schaer.com	haltbare Brote und Brötchen, Gebäcke, Mehlmischungen, Teigwaren, Kuchen der Marken Dr. Schär, Glutano, ds for you (Tiefkühlprodukte)	Reformhäuser, dm-Drogeriemärkte, Supermärkte
Schneekoppe Schnitzer GmbH Marlenerstr. 9 77656 Offenburg Tel. (07 81) 5 04 75 40 www.schnitzer-bio.de	Bio- und Vollkornbrote, Gebäcke, Teigwaren NoGrano-Produkte	Supermarkt, Reformhäuser, Direktversand, Naturkostgeschäfte
Werz Naturkornmühle Stäffeleswiesen 28/30 89522 Heidenheim Tel. (0 73 21) 5 10 18 www.vollwertcenter.de	glutenfreie Vollkornartikel: Backmischungen, Dauerbrote, Gebäcke, Teigwaren	Reformhäuser, Versand, Naturkostgeschäfte
Wiechert & Co. Alstertor 18 20095 Hamburg Tel. (0 40) 33 50 87	Mehlmischungen, Müsli	Versand
Coeliamo Wernher-von-Braun-Str. 5 85640 Putzbrunn Tel. (089) 95 89 43 00 www.coeliamo.de	Backwaren, Brote, Gebäck, Pizzaböden, Muffins sowie Teff-Mehl	Reformhäuser (www. coeliamo.de/verkauf)
Hanneforth food for you Kampstr. 1 32805 Horn-Bad Meinberg Tel. (0 52 34) 20 39 68 ww.hanneforth.de	glutenfreie Lebensmittel, Backwaren, Backzubehör, Mehlmischungen, Backmischungen, Mehle für Teegebäckvariationen mit hohem Ballaststoffgehalt	Versand

Hersteller-Anschrift	Sortiment	Bezugsart
Nantury-Versand Teffbrot-Shop Hülsdonkerstr. 33 47441 Moers Deutschland Tel. (0 28 41) 9 16 96 74	Teffbrot	Versand
Hillebrecht Vertrieb Glutenfrei-einkaufen.de emtrada GmbH Hermann-Köhl-Str. 4 86899 Landsberg Tel. (0 81 92) 7 29 99 52 www.glutenfrei-einkaufen.de	glutenfreies Mehl, glutenfreie Produkte, glutenfreie Backhilfe	Versand

Erklärung der Fachwörter

akut medizinische Bedeutung: rasch verlaufend, heftig einsetzend

Anämie Blutarmut, Bleichsucht

Antikörper vom Körper gebildete Abwehrstoffe im Blut; Schutzstoffe

apathisch teilnahmslos, ohne Reaktion auf Ansprache

Autoimmunerkrankung die Körperabwehr richtet sich gegen eigenes Gewebe

Biopsie Entnahme einer Gewebeprobe

chronisch anhaltend, andauernd

Deklaration Kennzeichnung

Depression seelische Störung, niedergeschlagene Stimmung

Diabetes mellitus Zuckerkrankheit

Diagnose Erkennen der Krankheit

Diarrhoe Durchfall

Diät eigentlich: angepasste Lebensweise; hier: bestimmte Ernährungsweise

Disaccharid Zweifachzucker; muss vor der Resorption gespalten werden

Duhring'sche Krankheit chronisch, in Schüben verlaufende Hauterkrankung, die oft auf Gluten reagiert

einheimische Sprue Zöliakie des Erwachsenen

Enteropathie Erkrankung des Darmes, speziell des Dünndarmes

Enzyme körpereigene Stoffe, die chemische Reaktionen im Körper auslösen und beschleunigen

essenziell lebensnotwendig, da vom Körper nicht selbst herstellbar

genetisch festgelegt vererblich

Gliadin Gluten aus Weizen

Gluten Klebereiweiß aus Getreide

Gluteninduziert durch die Einwirkung von Gluten hervorgerufen

histologisch Histologie = Lehre von Körpergeweben

identisch ein und dasselbe

Immunsystem körpereigenes Abwehrsystem

Infektionserkrankung ansteckende Erkrankung, die von Krankheitserregern (Bakterien oder Viren) ausgelöst wird

Intensität Heftigkeit, Stärke

Intoleranz medizinisch: Unverträglichkeit

Karzinom Krebs-Geschwulst

kollagene Fasern Bindegewebe, auch Narbengewebe

Konstant beständig, unveränderlich

Krypten Zwischenräume, Vertiefungen zwischen den Darmzotten

Lactase milchzuckerspaltendes Enzym

Laktose Milchzucker

Malabsorption eingeschränkte Übernahme von Nährstoffen aus dem Darm ins Blut

Marsh-Kriterien Einteilung der Befunde an Gewebeproben einer Dünndarm-Biopsie

Nährstoff energieliefernder Nahrungsbestandteil

Osteoporose Knochenerkrankung durch Kalziummangel

Prolamine alkohollöslicher Teil von Getreideeiweiß

Psyche Seele

Pubertät Zeit der Entwicklung zur Geschlechtsreife

Resorption Übernahme der Nährstoffe vom Darm ins Blut

Sorbit Zuckeraustauschstoff

Sprue einheimische: Zöliakie des Erwachsenen

Sprue tropische: durch Viren ausgelöste Darmerkrankung

stationärer Aufenthalt Krankenhausaufenthalt über mehrere Tage

Steatorrhoe Fettstuhl, Fett im Kot

Substanz Stoff, Masse, Materie

Symptom Krankheitszeichen

Tetanie Muskelkrampf

Therapie Behandlung

Toleranz Verträglichkeit in gewissen Mengen

unspezifisch nicht einer bestimmten Krankheit zuzuordnen

Zentrifugieren mit hoher Geschwindigkeit schleudern

Zöliakie Erkrankung des menschlichen Dünndarmes, dauerhafte Unverträglichkeit von Gluten

Zotten Ausstülpungen der Darmschleimhaut zur Oberflächenvergrößerung

Zotten-Atrophie Schwund der Dünndarmzotten, flache Schleimhaut

Zyklus, weiblicher Zeit vom 1. Tag der Regelblutung bis einschließlich dem letzten Tag vor der nächsten

SERVICE

Liebe Leserin, lieber Leser,

hat Ihnen dieses Buch weitergeholfen? Für Anregungen, Kritik, aber auch für Lob sind wir offen. So können wir in Zukunft noch besser auf Ihre Wünsche eingehen. Schreiben Sie uns, denn Ihre Meinung zählt!

Ihr TRIAS Verlag
E-Mail-Leserservice: heike.schmid@medizinverlage.de
Lektorat TRIAS Verlag, Postfach 30 05 04, 70445 Stuttgart, Fax: 0711-8931-748

Register

A

Allergen-Kennzeichnungs-
   verordnung 52
Amaranth 42
Antikörper
– zöliakietypische 27
Arzneimittel 50
Ausland 92
Autoimmunerkrankung 11
Autoimmun-Thyreoditis 13
Avenin 40

B

Baby 34
Backformen 62
Backkurs 81
Backpinsel 63
Bananenmehl 44
Biopsie 22
Bioresonanztherapie 18
Brot-Backautomat 63
Brotkorb 62
Bruker 18
Buchweizen 43
Bulgur 41

C

Café 90
Chat 84
Couscous 41
Currypulver 61

D

Darmflora 65
Deutsche Zöliakie Gesellschaft
   21
Diabetes 13, 21
Diätfehler 82
Diät-Fehler 28
Dinkel 39
Down-Syndrom 21
Durchfall 15
DZG
– Jugend-Beirat 84
– Mitgliederzeitung 84

E

Einkorn 39
Eisenmangel 15, 21
Emmer 41
Endomysium 24
Erbanlage 13
Erdmandeln 44
Ernährungstagebuch 86

F

Fehlgeburt 96
Ferritin 21
Flocken 40
Folsäure 21
Fremdgetreide 45
Fruchtbarkeit 97
Fruchtzuckermalabsorption 66
Fruchtzucker-Toleranztest 25
Fruktose 66

G

Gastritis 15
Gaststätte 88
Gerste 39
Gesamt-IgA 28
Getreide 39
Gewürzzubereitung 61
Gliadin 40
Glukosesirup 49
Gluten 39
– Spuren von 50
Gluten-Analyse-Kontrolle 51
Glutenbelastung 24
glutenfree seat 94
glutenfrei
– Bäckerei 59
– Brot 58
– Hersteller 58, 99
– Reformhaus 59
– Supermarkt 59
– Versand 58
glutensensitives Reizdarm-
   Syndrom 36
Grieß 40
Grillfest 89
Grünkern 39

H

Hafer 39, 45
Hafer-Avenin 45

Haferflocken
– glutenfrei deklarierte 45
Handrührgerät 63
Hauptallergene 48
Hinweiskarte 94
Hirse 43
HLA-Typ 32
Holzkochlöffel 62
H_2-Atemtest 25
hydrolisiertes Weizeneiweiß 49

I

IgA-Bestimmung 21
IgG4-Test 22
IgG-Bestimmung 22
Imbiss 90
Inulin 66

J

Jahrmarkt 90

K

Kalziummangel 70
Kamut 39
Kantine 88
Kennzeichnungsverordnung 48
Ketchup 61
Kindergarten 82
Kinderwunsch 35, 97
Klebereiweiß 39
kleberschwach 39
kleberstark 39
Kleie 40
Knochendichtemessung 70
Kochkurs 81
Kochlöffel 61
Körperpflegeprodukte 50
Krabbelgruppe 80
Krankenhaus 95
Kräuteressig 61
Krypten 11

L

Lactase 64
Laktose-Intoleranz 64
Laktose-Toleranztest 25
Läsion
– destruktive 23
Lebensmittel
– importierte 49

Leberwerte 21
Lehrer 82
Lymphome 31, 35
Lymphozyten
– intraepitheliale 23

M
Magen-Darm-Infekt 32
Maltodextrine 49
Maniok 44
Mannit 66
Marsh-Kriterien 23
MCT-Fette 25, 69
Mehl 40
Migräne 14
Milchzuckerunverträglichkeit 25
Mineralstoffmangel 21
Mitgliederzeitung 84
Morbus-Duhring 21
Multivitaminpräparate 70
Muttermilch 34

N
Nahrungsergänzungsmittel 50
Nudelholz 61, 63

O
Oligofructose 66
Oryzanin 40

P
Pfeilwurzelstärke 44
Prolamine 40
Pubertät 83

Q
Quinoa 42

R
Reise 91
Reismehl 42
Reizdarm-Syndrom
– glutensensitives 31
Resorption 11
Restaurant 89
Roggen 39
Rührschüsseln 63

S
Schilddrüse 21
Schleimhaut
– hyperplastischer Typ 23
Schneidebretter 61
Schulleistungen 35
Schwangerschaft 96
Selbsthilfegruppe 84
Senf 61
Sonderernährung 93
Sorbit 66
Speichereisen 21
Sprue
– einheimische 14
– kollagene 33
Stadtbummel 89
Steatorrhoe 25, 69
Stillen 97

T
Teff 43
Tetanien 14
Toaster 61, 62
Töpfe 63
Triticale 41

U
Urlaub 94
Urlaubsort 91

V
Verstopfung 15
Verunreinigung 45
Verwandtschaft 81
Vitamin B_{12} 21
Vitaminmangel 21, 70

W
Wachstumsdefizite 35
Waffeleisen 62
Weihnachtsmarkt 90
Weizen 39
Weizenstärke 41
Würzmischungen 61
Würzsauce 61

X
Xylit 66

Z
Zahnaufbau 34
Zein 40
Zöliakie
– atypische 33
– klassische 33
– latente 33
– potentielle 33
– refraktäre 33
– silente 33
– transiente 18, 33
Zöliakie-Gesellschaft 52
Zottenatrophie 11

Meine
Laktose-Freiheit!

Ich hatte immer so Bauchweh! Das war wegen der Laktose in der Milch. Jetzt trinke ich Minus L und mir geht's gut!

MILCH
haltbar
1,5 % Fett

JOGHURT

BUTTER

JOGHURT MILD

Nuss-Nougat
Creme

SCHLAGSAHNE

Kräutercreme

**Bibliografische Information
der Deutschen Nationalbibliothek**
Die Deutsche Nationalbibliothek verzeichnet
diese Publikation in der Deutschen Nationalbibli-
ografie; detaillierte bibliografische Daten sind im
Internet über http://dnb.d-nb.de abrufbar.

Programmplanung: Uta Spieldiener

Redaktion: Anja Fleischhauer, Stuttgart
Bildredaktion: Christoph Frick

Umschlaggestaltung und Layout:
CYCLUS Visuelle Kommunikation, Stuttgart

Bildnachweis:
Umschlagfoto: Corbis
Fotos im Innenteil: S. 3; Westend 61/F1 online;
S. 4, 5, 6, 15, 26, 56, 60, 66, 78, 82, 88, 96;
Andrea Hiller: S. 39, 51; Chris Meier, Stuttgart:
S. 42, 43, 44
Die abgebildeten Personen haben in keiner Weise
etwas mit der Krankheit zu tun.

Zeichnungen: Martin Koch, Stuttgart: S. 12, 40

Wichtiger Hinweis: Wie jede Wissenschaft ist die
Medizin ständigen Entwicklungen unterworfen.
Forschung und klinische Erfahrung erweitern
unsere Erkenntnisse, insbesondere was Behandlung und medikamentöse Therapie anbelangt.
Soweit in diesem Werk eine Dosierung oder eine
Applikation erwähnt wird oder Ratschläge und
Empfehlungen gegeben werden, darf der Leser
zwar darauf vertrauen, dass Autoren, Herausge-
ber und Verlag große Sorgfalt darauf verwandt
haben, dass diese Angaben dem Wissensstand
bei Fertigstellung des Werkes entsprechen,
jedoch kann eine Garantie nicht übernommen
werden. Eine Haftung des Autors, des Verlags
oder seiner Beauftragten für Personen-, Sach-
oder Vermögensschäden ist ausgeschlossen.

Besuchen Sie uns auf facebook!
**www.facebook.com/
gesundeernaehrungtrias**

1. Auflage

© 2012 TRIAS Verlag in MVS Medizinverlage
Stuttgart GmbH & Co. KG
Oswald-Hesse-Straße 50, 70469 Stuttgart

Printed in Germany

Satz und Repro: Fotosatz Buck, Kumhausen
gesetzt in: Adobe InDesign CS5
Druck: AZ Druck- und Datentechnik GmbH,
Kempten

Gedruckt auf chlorfrei gebleichtem Papier

ISBN 978-3-8304-6227-9   1 2 3 4 5 6

Auch erhältlich als E-Book:
eISBN (PDF)   978-3-8304-6185-2
eISBN (ePub) 978-3-8304-6221-7